AF561253

Zwänge verstehen und bewältigen

17 erste Schritte zur Selbsthilfe bei Zwangsstörungen

Teil der Buchreihe
“Erkennen & Verstehen”

Finja Winter

1. Auflage

WIDMUNG

„Wir verpassen so viel Schönes im Leben,
weil wir im richtigen Moment mit
den falschen Gedanken
beschäftigt sind!“

Verfasser unbekannt

Inhaltsverzeichnis

Disclaimer 11

Einleitung 15

Noch gesund oder schon krank? Sesamstraßen-Gucker wissen mehr! 24

Hand auf's Herz: der Zwänge-Selbsttest 33

Fakten: An dieser Erkrankung kommt nicht mal Hollywood vorbei 38

Diagnose: Wieso, weshalb, warum? 43

- Bunte Vielfalt: Welche Zwänge gibt es? 47
- Symptome: So erkennst Du eine Zwangserkrankung 51
- Ursachen: Mal so – mal so 57
- Zu Gast bei Dr. House: Differenzialdiagnose 63
  - Depression 71
  - Angststörung 72
  - Schizophrenie 73
  - Zwanghafte Persönlichkeitsstörung 74
  - Abhängigkeitserkrankungen 74
  - Frühkindlicher Autismus 75
  - Tourette-Syndrom 76
  - Organische Erkrankungen 78
- Keine Ansteckungsgefahr! Stigmatisierung & Scham 78

Kinder & Zwänge: Qualvolle Erfahrung 87

Ex und hopp: Behandlungsoptionen bei Zwängen..93

Kampf dem Zwang: Mit diesen Übungen schaffst Du es!...101

7 goldene Regeln gegen Zwänge!...............139

Fazit: Du kannst es schaffen! 142

Bonus-Material 146

Was tun, wenn's brennt? - Anlaufstellen 148

Tipps für Angehörige: Hilfe ja – mit Spielregeln 151

Über die Autorin 158

Über die Buchreihe „Erkennen & Verstehen“...159

Weitere Bücher aus der Reihe „Erkennen & Verstehen“:..160

Hilfreiche Links 162

Interessante Internetseiten 162

Videos zum Thema:...165

Quellen 167

Disclaimer

Liebe Leserinnen und Leser,

schön, dass Du Dich für diesen Ratgeber entschieden hast! Er wird Dir helfen, das komplexe Thema „Zwänge“ zu verstehen – in all seinen Facetten. Dabei ist er für alle Wissensstufen geeignet, vom kompletten Laien bis hin zu Menschen, die bereits Erfahrungen mit dem Thema gemacht haben. Egal, welche Vorkenntnisse Du hast, Du wirst sicherlich noch Fakten entdecken sowie Zusammenhänge verstehen, die Dir bislang unbekannt waren.

Ziel dieses Ratgebers ist es, Dir Mittel und Wege an die Hand zu geben, mit deren Hilfe Du besser mit Deinen Zwängen umgehen kannst oder sie sogar komplett in den Griff bekommst. Zu diesem Zweck findest Du neben den Informationen über Zwangserkrankungen ebenfalls zahlreiche Anregungen und Übungen, die Dir bei der Lösung Deines Problems effektive Hilfestellungen leisten. Konsequent ausgeführt, ermöglichen sie die wichtige Umstrukturierung des Denkens. Und **bitte komm schnell ins Handeln!** Wenn Dir wirklich an einer nachhaltigen Veränderung gelegen ist, dann beherzige die „**72 Stunden Regel**". Diese besagt: Du wirst nur die guten Vorsätze und Pläne wirklich umsetzen, die Du innerhalb dieser Frist angehst.

Dieser Ratgeber bietet Dir eine gesunde **Mischung aus Theorie und Praxis**, dabei ist er mit Absicht kurz gehalten und soll Dir nur die Informationen vermitteln, die wirklich wichtig sind und Dir effektiv weiterhelfen. Willst Du mehr in die Tiefe gehen, findest Du Anregungen zum Weiterlesen im ausführlichen Quellenverzeichnis.

Falls Du noch Anregungen zum Thema hast oder findest, dass ein Punkt ergänzt werden sollte, würde ich mich über konstruktive Verbesserungsvorschläge sehr freuen. Des Weiteren wäre es prima, wenn **Du Dir kurz die**

Zeit nimmst und eine Rezension dieses Ratgebers hinterlässt. Ein ehrliches Feedback freut nicht nur mich, sondern ist auch eine gute Handhabe für andere Leser. Schließlich kauft niemand gerne die Katze im Sack.

Bitte denke daran, dass diese Texte, Informationen und Hinweise keine Beratung oder Empfehlung darstellen. Sie wurden nach bestem Wissen und Gewissen aus öffentlichen Quellen zusammengetragen. Der Inhalt dieses Buches dient der Bildung und Veranschaulichung. Eine Haftung für Richtigkeit und Vollständigkeit wird nicht übernommen. Solltest Du den Informationen folgen, handelst Du eigenverantwortlich. Bitte bedenke dies stets beim Lesen und auch beim Üben.

Alles Liebe und ganz viel Stärke!

Deine Finja

Einleitung

Respekt! Ich ziehe meinen Hut vor Dir.

Bist Du jetzt vielleicht ein wenig irritiert oder sogar verunsichert? Keine Sorge, ich meine das wirklich absolut ernst. **Denn Du bist gerade dabei, Deinem Leben eine komplett neue Richtung zu geben. Und das ist ein wirklich bedeutsamer Schritt.**

Vermutlich hast Du auch schon eine ganze Menge erlebt und durchlebt, ehe **Du Dich dazu entschlossen hast, dass NUN ENDLICH etwas passieren muss**. Das ist nämlich ganz typisch, wenn einen die Zwänge im Griff haben.

Was ist es bei Dir?

Leidest Du unter **Zwangsgedanken oder Zwangshandlungen**? Oder unter beidem? Dann geht es Dir wie den meisten, die diese psychische Erkrankung "erwischt" hat. Rund 90 Prozent sind mit einer Art Kombination belastet. Meist gehen die beiden Varianten nämlich eine innige Partnerschaft ein, aus deren Umklammerung man sich nur schwer befreien kann. Dazu muss der Leidensdruck wirklich schon ziemlich groß sein. Insofern hast Du vermutlich schon einiges hinter Dir, ehe Du Dich für dieses Buch entschieden hast.

Sicherlich hast Du insgeheim **schon einiges versucht, um Deine Zwangsgedanken und die -rituale zu überwinden**. Vielleicht sogar mehrmals.

Was beschäftigt Dich?

Fürchtest Du Dich davor, etwas Wichtiges vergessen zu haben? Und musst mehrfach kontrollieren, vielleicht sogar auf eine Art und Weise, die auf andere etwas skurril wirkt und Dir damit jede Menge ungeduldige Kommentare und hochgezogene

Augenbrauen einbringt? Manchmal äußert sich so ein Zwang nur in Kleinigkeiten, ist gar nicht mal so auffällig. Doch in vielen Fällen nimmt er über die Jahre immer mehr Raum ein und „kapert“ schließlich das komplette Leben des Betroffenen. Im Extremfall ist man nur noch mit seinen Gedanken und neutralisierenden Handlungen beschäftigt, die unglaublich viel Zeit in Anspruch nehmen. Hat man etwas nicht richtig ausgeführt oder wurde unterbrochen, wird oft von vorne begonnen, was noch mehr Zeit frisst …

Einige Menschen fürchten sich vor Keimen und haben Angst, sich oder andere zu beschmutzen bzw. zu verunreinigen. Das bedeutet nicht nur ständiges Putzen, sondern ist auch ein Leben ohne Berührungen und Körperkontakt. Denn das zöge wieder Reinigungsrituale nach sich. Manchmal sind durch das viele Waschen die Hände rissig und bluten, doch es reicht noch immer nicht. Wieder andere putzen und schrubben die Wohnung, jeden Quadratzentimeter oder verlieren sich in belastende Gedankenspiralen. Was es auch immer ist: Die Personen sind unfähig, damit aufzuhören und es einfach sein zu lassen. **Das wiederum ist das völlige Aus für ein**

normales Leben.

Denn die Ängste sind allgegenwärtig und qualvoll.

Zwänge sind eine Erkrankung der Psyche, was gar nicht oft genug betont werden kann. Du bist also nicht verrückt oder gar "bekloppt"! Bitte glaube das auf gar keinen Fall! Es ist eine **Erkrankung, die leider sehr hartnäckig sein kann**.

Die meisten Menschen mit einer Zwangserkrankung wissen nämlich sehr genau, dass da etwas aus dem Ruder gelaufen ist. Und sie würden so schrecklich gerne damit aufhören – aber sie kapitulieren jedes Mal wieder vor der Erkrankung. Deshalb schämen sie sich furchtbar, weil sie sich für Looser halten. Weil sie ihre Impulse nicht kontrollieren können ... dabei wissen sie es doch besser! Ihnen ist zudem genau bewusst, dass viele ihrer Gedanken und Handlungen nach normalen Maßstäben "seltsam" sind. **So schlau sind Zwangserkrankte nämlich schon lange.** Aus diesem Grund ist diese spezielle Erkrankung **unglaublich schambesetzt**. Darüber reden (was ja vielleicht guttäte und entlasten würde) – niemals!

Ist es Dir bislang ähnlich ergangen?

Keine Sorge, Du bist in bester Gesellschaft! Sozusagen in allerbester sogar. Denn in den vergangenen Jahren haben beispielsweise viele Hollywoodstars und -sternchen sowie etliche weitere Promis zugegeben, dass auch sie Probleme mit Zwängen haben. Amüsanterweise zogen daraufhin viele weitere nach und berichteten ebenfalls von gewissen "Ticks". Inzwischen wirkt es fast ein bisschen so, als wären Promis "ohne" nur Berühmtheiten zweiter Klasse.

Und **Du schämst Dich** für Deine Zwänge?

Ist vielleicht doch **gar nicht notwendig**, oder was meinst Du? Zumal es inzwischen wirklich sehr effektive Methoden gibt, um Zwänge in den Griff zu bekommen und im besten Fall sogar zu überwinden. Gerade in den letzten Jahren **wurden zahlreiche neue Methoden zur Behandlung von Zwangserkrankungen entwickelt**, die einerseits sehr simpel sind und andererseits eine **beeindruckend hohe Erfolgsquote** aufweisen. Allen voran die sogenannte

metakognitive Therapie – und diese liegt den Selbsthilfe-Übungen in diesem Buch zugrunde. Denn damit erlangst Du schnell und sicher wieder die Kontrolle über Deine Gedanken und Deine Handlungen zurück.

Die Methoden der metakognitiven Therapie basieren auf der seit langem bei vielen psychischen Erkrankungen sehr bewährten Verhaltenstherapie. Im Zentrum steht dabei vor allem **die Veränderung problematischer Denkstile bzw. Denkverzerrungen, die die Zwänge unterstützen und erhalten.**

Der Hintergedanke ist dabei – **knapp auf den Punkt gebracht: Gegen automatisierte Gedanken und Handlungen hilft nur Bewusstheit**. Je schneller Du verstehst, dass es sich "nur" um Gedanken/ Gedankenimpulse handelt, bekommst Du wieder Zugriff darauf. Denn Gedanken sind eben nicht die Realität. Und das bedeutet wiederum, dass Deine schlimmen Befürchtungen nicht zwingend eintreten MÜSSEN …!

Bewusstheit ist also das optimale Hilfsmittel bei einer Zwangserkrankung. Deshalb wirst

Du auf den folgenden Seiten zuerst einmal alles Wichtige über diese Erkrankung erfahren: Wen betrifft sie? Wie viele Menschen leiden darunter? Welche ähnlichen Erkrankungen gibt es noch? Können Angehörige Dich unterstützen? Im Anschluss daran gebe ich Dir ein bewährtes Programm mit zahlreichen hocheffektiven Übungen an die Hand, das Dir im Kampf gegen Deine Zwänge helfen wird.

Übrigens wirst Du in diesem Ratgeber auch ein Kapitel finden, in dem es um **Kinder und Zwangserkrankungen** geht. Es ist nämlich inzwischen gut belegt, dass Zwänge das erste Mal häufig bereits in jungen Jahren auftauchen. Immer mehr Teenager kämpfen damit. Auch hier geht es ganz nach der guten alten Devise: Je schneller man etwas dagegen tut, desto besser. Insofern findest Du ebenfalls Ratschläge, wie Du erkennst, ob ein Kind in Deiner Umgebung unter so einer Erkrankung leiden könnte, und was dann gegebenenfalls zu tun ist.

Last but not least: Der Volksmund behauptet ja immer so schön, dass geteiltes Leid nur noch das halbe Leid wäre – und da steckt eine Menge Wahrheit drin. Aus diesem

Grund habe ich für Dich **Anlaufstellen** gesammelt, an die Du Dich wenden kannst, wenn Du weitere Unterstützung im Kampf gegen deine Zwänge möchtest. Manchmal kann der direkte Austausch mit Fachleuten oder anderen Betroffenen genau der noch fehlende Anstoß sein, um endlich den Ausstieg aus der Erkrankung zu schaffen.

Oder um es mit Roy Black zu sagen: **Du bist nicht allein** …! – und das ist doch eine sehr beruhigende Gewissheit, oder?

So, und nun legen wir endlich los!

Deine Finja

PS: **Bitte erwarte hier keine wissenschaftlich-staubtrockenen Ausführungen oder salbungsvolles Wellness-Geplätscher.** Wer eine Zwangserkrankung mit sich herumschleppt, leidet meist schon genug und schämt sich in der Regel auch unendlich dafür. Ich glaube daher, dass **eine gewisse Leichtigkeit im Umgang mit dem Thema sehr entlastend sein kann**. Lachen ist gesund und hilft besser als manches Medikament, es entstresst und regelt den Blutdruck herunter. Ein kleines Schmunzeln ist allemal besser als wenn man sich wieder Vorwürfe macht oder gar verzweifelt. **Mit einem Lächeln geht vieles leichter** – auch das Durchstehen von Übungsaufgaben, die einem vielleicht erst einmal nicht so behagen, weil es ans Eingemachte geht.

PPS: Dahinter steckt ein weiterer kleiner Trick; Lächeln ist nicht nur die netteste Art und Weise, dem Gegner die Zähne zu zeigen (sind Deine Zwänge eigentlich etwas anderes?), sondern schafft auch zugleich eine gewisse Distanz zum betrachteten Objekt. Und das wiederum ist genau das, was Dir helfen wird.

Noch gesund oder schon krank? Sesamstraßen-Gucker wissen mehr!

Die bange Frage aller Fragen, die sich Personen stellen, die sich mit Zwängen konfrontiert sehen, ist meist: **Ist das alles noch einigermaßen im Rahmen, oder bin ich vielleicht doch schon krank?**

Schließlich gibt es so viele Menschen, die kleine "Macken" und Besonderheiten haben. Vermutlich würden ziemlich viele Hände hochgehen, wenn man in einem Raum voller Leute mal die folgenden Fragen stellt:

Wer hat beim Verlassen der Wohnung

mehrmals kontrolliert, ob:

- der Herd auch wirklich aus ist?
- alle Fenster zu sind?
- der Auto- und der Hausschlüssel in der Tasche sind?
- die Tür wirklich abgeschlossen ist?
- etc.

Solche Zweifel kennt nahezu jeder Mensch. Gerade wenn wir vielleicht schon in Gedanken unterwegs waren, haben wir die Dinge gerne mal nicht bewusst erledigt und dann auch nicht mehr präsent. Da tauchen dann gerne Zweifel auf. Vor allem, weil wir irgendwie alle gerne mal annehmen, dass dann etwas Schlimmes passiert – dass es zu einem Brand in der Küche kommt, wir uns aussperren oder jemand genau dann in unserer Wohnung einbricht. Das sind besonders gern genommene Varianten (die statistisch gesehen übrigens in deutlich unter 1 (!) Prozent aller Fälle wirklich mal eintreten).

Doch manchmal nehmen solche Gedanken überhand. Dann werden sie als Zwangsgedanken bezeichnet.

Um die Zweifel auszuschließen, entwickeln manche Menschen spezielle Systeme; sie drehen beispielsweise die Knöpfe am Herd besonders energisch zu und gucken nochmal, ob sie wirklich auf null stehen. Andere stecken erst das Schlüsselbund ein, bevor sie sich die Schuhe anziehen, oder sie ziehen erst die Haustür zu, nachdem sie noch einmal den Schlüssel in der Handtasche berührt haben usw. usw. So etwas könnte man aber auch schon als Zwangshandlungen bezeichnen.

Aber ab wann genau? Wann ist das kritische Level erreicht?

Menschen haben zur Absicherung übrigens noch eine weitere Option: das sogenannte **magische Denken**. Das kennen wir in gewissem Umfang ebenfalls alle.

Dieses Verhalten sollte nicht mit Aberglauben verwechselt werden, bei dem es beispielsweise darum geht, dass wir ein Hufeisen immer mit der offenen Seite nach oben aufhängen müssen (weil sonst das Glück herausfällt) oder dass das Berühren eines Schornsteinfegers Glück bringt (auch in Zeiten von Solarstrom??). Die

Grundannahme beim magischen Denken ist, dass Gedanken Realität werden können, wenn wir sie quasi "beschreien" (also herbeireden). Eine Bekannte von mir hatte beispielsweise enorme Probleme, bei der Arbeit mal einen Tag "blau zu machen", denn sie hatte insgeheim die Befürchtung, dass sie krank wird, wenn sie am Telefon eine Krankheit vorschwindelt, oder jemand stirbt, wenn sie sagt, sie müsste zu einer Beerdigung.

Das magische Denken kann allerdings noch ganz andere Ausmaße annehmen: So gibt es Leute, die unerwartet reagieren, wenn sie mit dem Auto über eine Bodenwelle, einen Gully oder etwas Ähnliches fahren. Der Wagen ruckelt und sie fürchten schlagartig, sie könnten jemanden überfahren haben. Wenn der Blick in den Rückspiegel keine Klarheit bringt, wenden sie den Wagen und fahren zurück. Wenn am Ort des Geschehens niemand liegt und auch kein Krankenwagen dort ist, reicht das einigen noch immer nicht aus – sie gehen teilweise sogar soweit, dass sie zur Absicherung bei der Polizei anrufen …

Kurzum: **Was ist noch normales**

menschliches Verhalten und wann zeigen sich Symptome einer Zwangserkrankung?

Charakteristisch hierfür sind einerseits **Zwangsgedanken**, also Gedanken, die sich unwillkürlich immer wieder aufdrängen, obwohl sie erkennbar unsinnig sind. Andererseits gibt es die **Zwangshandlungen**, die ebenfalls von Betroffenen als unsinnig verstanden werden. Dennoch müssen diese ritualisierten Handlungen immer wieder ausgeführt werden, denn nur dann können eine unerträgliche innere Anspannung bzw. Stress neutralisiert werden. Allerdings immer nur kurzfristig.

Um den wesentlichen Unterschied zu gelegentlichen Zwangsgedanken und -handlungen aufzuzeigen, die KEINEN Krankheitswert haben, eine kleine Geschichte.

Ich weiß nicht, wie es Dir geht, aber als Kind habe ich die Sesamstraße geliebt. Ich bin noch mit den ur-amerikanischen Folgen groß geworden, die einiges an skurrilen Typen zu bieten hatte: Da gab es jemanden, der in einer Mülltonne wohnt (Messie!) und Eis am liebsten mit Gewürzgurke aß; ein anderer hatte eine echte Passion für Gebäck und litt an einem Binge-Eating-Problem; Ernie hatte neben einer Schlafstörung auch ganz offensichtlich ADS. Mein persönlicher Liebling war allerdings "The Count" – oder "Graf Zahl" auf Deutsch.

Eigentlich ein ganz cooler Typ, wie ich damals fand. Er wohnte in einem Schloss, kümmerte sich nett um seine Haustier-Fledermäuse, lachte viel – und hatte einen Faible für Zahlen. Graf Zahl zählte wirklich alles: die Knochen an seinem Skelett-Kumpel, die Fledermäuse, die Blitze (immer wenn er sich freute, gewitterte es). Um seinen Spaß zu haben, ging er sogar ins Restaurant und bestellte jede Menge Hotdogs (um sie zu zählen), oder schrieb sich selbst Briefe, die der arme Postbote tonnenweise anschleppen musste (damit der Graf sie zählen konnte, logisch).

Da die kleine Vampir-Handpuppe mit dem niedlichen osteuropäischen Akzent dabei aber einen Heidenspaß hatte, fand ich das immer ok. Erst später ging mir auf, dass die Figur vielleicht etwas zweifelhaft sein könnte, denn mein zehn Jahre jüngerer Neffe hatte immer eine Heidenangst vor dem skurrilen Handpuppen-Bela-Lugosi.

Angst ist sicher nicht nötig, aber wenn ich mir heute Clips mit dem Grafen anschaue, bin ich erstaunt, wie treffend hier eine Person mit einer Zwangsstörung porträtiert worden sein könnte. Denn der Zählzwang ist eine recht häufig auftretende Form. Allerdings zeigt sich in der Figur von Graf Zahl ebenfalls hervorragend, warum dieser eigentlich genau "auf der Kippe" zwischen gesund und krank steht.

Er zählt zwar wie entfesselt alles, was ihm in die Quere kommt, aber offenbar hat er jede Menge Spaß an dieser "Marotte". Immerhin freut sich der Graf ständig.

Doch damit Zwänge einen echten Krankheitswert haben, kommt es auf die Häufigkeit und Intensität an. Kurzum: **Wenn die Person stark unter ihnen leidet und dadurch in ihrem alltäglichen Leben und im Job beeinträchtigt ist, dann liegt eine echte Erkrankung vor.**

Worum handelt es sich bei Dir? Ist die

kritische Grenze bereits überschritten?

Übrigens bin ich auch bei Graf Zahl etwas ins Zweifeln geraten, als ich auf dieses Lied ("Das Lied von der Zahl") gestoßen bin (übrigens mit einer entzückenden Csárdás-Melodie darunter):

"Ihr wisst, man nennt mich den Graf Zahl,
ich lieb das Zählen bis zur Qual.
Manchmal sitz ich den ganzen Tag,
und zähle alles, was ich mag.

Ich zähle langsam, langsam, langsam und dann schneller ..."

Wenn die Gedanken oder Handlungen als echte Qual empfunden werden, wird das Ganze latent verdächtig. Denn dies würde auf ein gewisses Leiden hindeuten, dass die Person es als äußerst belastend empfindet.

Liegt das bei Dir vor? Dann leidest Du tatsächlich unter einer echten Zwangsstörung, und solltest tatsächlich schnellstmöglich etwas dagegen tun, damit Du Dir Dein Leben in seiner kompletten Fülle und mit seinen sämtlichen Möglichkeiten zurückeroberst und wieder

"Herr im eigenen Haus" wirst.

Oh, um den Grafen musst Du Dir keine Sorge machen! Ein wesentliches Charakteristikum von echten Zwangserkrankten ist nämlich, dass sie selbst die Gedanken und Handlungen als unsinnig empfinden. Sie sind ihnen wesensfremd ("ich-dyston" in der Fachsprache) – aber genau das würde Graf Zahl sicherlich empört verneinen. Was meinst Du?

Hand auf's Herz: der Zwänge-Selbsttest

Bist Du noch unsicher, ob Du wirklich unter einer Zwangsstörung leidest? Wie gesagt, die Übergänge zwischen noch gesund und schon krankhaft können bei dieser Erkrankung wirklich fließend sein. Um Dir bei der Einschätzung zu helfen, gibt es **einen kleinen und sehr kurzen Selbsttest,** der Dir schnell Klarheit verschaffen kann. Er umfasst gerade einmal **fünf Fragen**. Diese reichen bereits aus für eine erste Einschätzung, ob bei Dir ungesunde Gedanken- und Verhaltensmuster vorliegen.

Sollen wir starten? Dann los!

1. Vergleiche Dich bitte mal mit anderen Menschen in Deinem Umfeld: Verbringst Du deutlich mehr Zeit als diese mit Waschen oder Putzen?

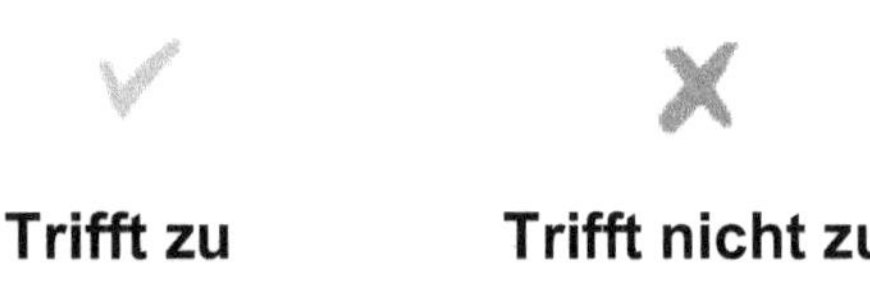

Trifft zu **Trifft nicht zu**

2. Kontrollierst Du Dinge häufig mehrmals – obwohl Du genau weißt, dass das eigentlich nicht nötig ist?

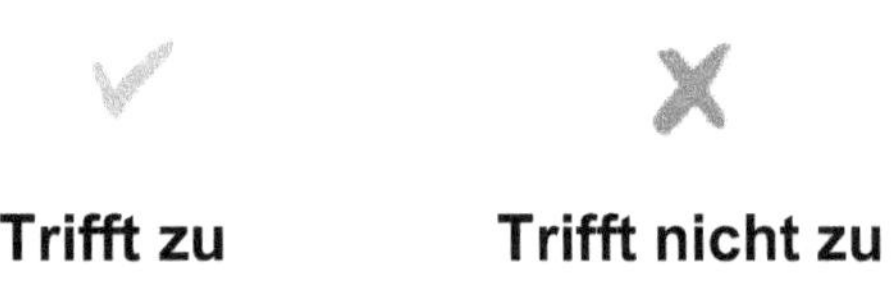

Trifft zu **Trifft nicht zu**

3. Wie ist es für Dich, wenn Du die Handlungen nicht ausüben kannst? Empfindest Du dann eine starke Anspannung, Ekelgefühle oder große Angst?

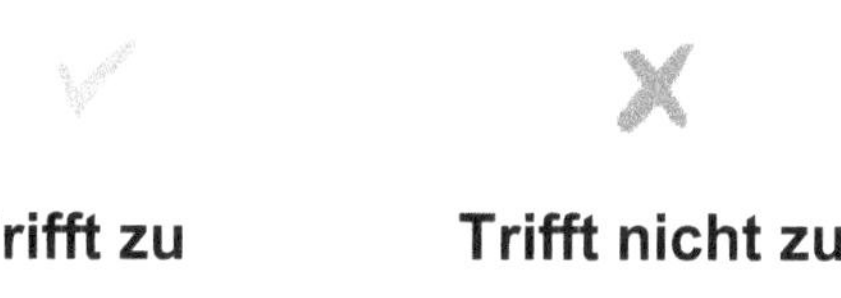

4. Benötigst Du generell sehr viel Zeit, um Alltagstätigkeiten auszuführen?

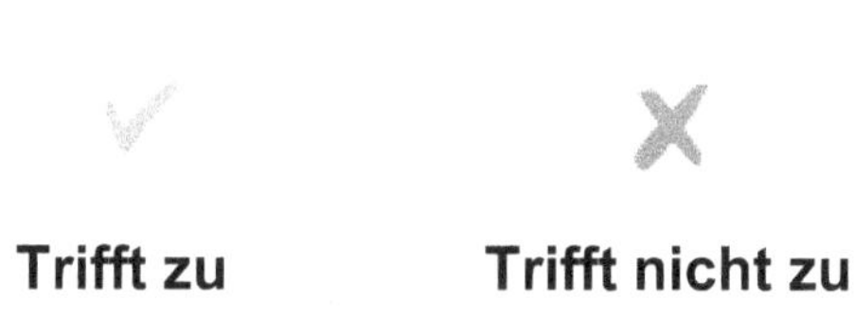

5. Beschäftigst Du Dich gedanklich sehr häufig und intensiv mit den folgenden Themen?

    - Sauberkeit
    - Ordnung
    - Symmetrie
    - Kontrolle
    - Fehler, die Du gemacht hast oder machen könntest

Oder quälen Dich andere Themen?

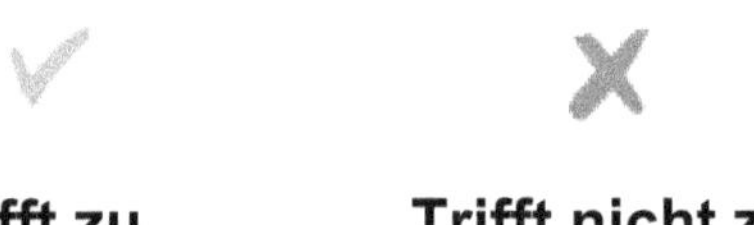

Trifft zu **Trifft nicht zu**

Die Auflösung ist sehr simpel, denn Du brauchst nicht einmal zusammenzählen, wie oft Du "Trifft zu" angekreuzt hast bei den Fragen. **Es reicht bereits, wenn Du eine mit "Trifft zu" beantwortet hast UND Dich durch die entsprechende Sache in Deinem täglichen Leben beeinträchtigt fühlst.** Dann ist es nämlich bereits recht wahrscheinlich, dass Du an einer Zwangsstörung leidest.

In diesem Fall solltest Du dringend etwas dagegen tun. Je nach Ausprägung der Zwangsstörung solltest Du Dir ärztliche oder therapeutische Hilfe suchen (bei sehr starken Formen) oder Du kannst es zunächst auch erstmal mit diesem Selbsthilfeprogramm versuchen.

Entscheidend ist vor allem eins: **Tu etwas gegen die Zwänge und erobere Dir Dein selbstbestimmtes, freies Leben wieder zurück!**

Fakten: An dieser Erkrankung kommt nicht mal Hollywood vorbei

Kennst Du Adrian Monk? Der Privatermittler mit dem fotografischen Gedächtnis ist die Hauptfigur der beliebten Krimi-Serie namens "Monk" und leidet an einer Zwangsstörung. Oder unter dem, was Hollywood für eine Zwangsstörung hält. Monk mag Symmetrie, hat Angst vor Schmutz (deshalb ist sein Sofa noch in der Plastikfolie und er hat eine Besensammlung) und bekommt häufiger mal eine Panikattacke. Aber leidet er unter diesen "Marotten"? Die überraschende Antwort: eher nein.

Diese Serie aus dem Jahr 2002, die durchaus lustig ist und immer hohe Einschaltquoten erzielte, zeigt aber zwei Dinge:

1) In Hollywood hat man nicht wirklich Ahnung von einer Zwangsstörung.
2) Diese Erkrankung ist bereits so verbreitet, dass hieraus eine Serie für die beste Sendezeit gemacht wurde.

Das Gute daran: **Endlich wird das Thema enttabuisiert!** Und das ist auch dringend nötig, denn ein Blick auf die Fakten zeigt, wie enorm weit verbreitet Zwangsstörungen sind. Ein paar Daten für Dich:

- Laut dem Bericht der Weltgesundheitsorganisation WHO aus dem Jahre 1996 ist diese multifaktoriell bedingte Erkrankung einer der Hauptgründe für eine Berufsunfähigkeit.

- Früher wurde die Zwangsstörung auch als „Zwangsneurose“ und „anankastische Neurose“ bezeichnet. Aus dem Englischen stammt die Abkürzung OCD (für: obsessive-compulsive disorder).

- Zwangserkrankungen treten sehr häufig auf: Rund 2 % der Bevölkerung leiden im Laufe ihres Lebens darunter (bis zu 3 von 100 Menschen).

- Männer und Frauen sind annähernd gleich häufig betroffen.

- Zwangsstörungen können sich in jedem Alter entwickeln; überdurchschnittlich häufig treten Zwänge erstmals zwischen dem 20. und dem 26. Lebensjahr auf.

- In vielen Fällen entsteht eine Zwangsstörung bereits im Kindesalter. Hier sind dann allerdings Jungen deutlich häufiger betroffen als Mädchen.

- Die häufigsten Zwänge sind Kontroll- und Waschzwang. Mit Abstand folgen dann z.B. Zähl-, Sammel- oder Ordnungszwänge.

- Der Verlauf einer Zwangserkrankung ist meist schleichend, nach und nach nehmen die Rituale oder Gedanken mehr Zeit in Anspruch, sodass kaum noch Zeit für andere Dinge ist.

- Unbehandelt werden Zwangserkrankungen schnell chronisch.

- Im Durchschnitt vergehen 10 Jahre bis zur Diagnosestellung.

- Zwänge können sich mit der Zeit verändern; es kann sogar Lebensabschnitte geben, in denen sie sich weniger bemerkbar machen.

- Treten die Zwänge erst im Erwachsenenalter auf, sind sie meist weniger hartnäckig.

- Weltweit gesehen hat sich die Zwangsstörung bei den psychiatrischen Erkrankungen einen soliden vierten Platz auf der "Bestenliste" erobert (nach Phobien, Depressionen und Suchterkrankungen) und hält ihn.

- Bis vor ca. 30 Jahren war die

Zwangserkrankung in Deutschland eigentlich nur Fachleuten ein Begriff.

In den letzten Jahrzehnten hat sich glücklicherweise einiges getan in Sachen Zwänge: Zum einen besteht inzwischen in der Bevölkerung deutlich mehr Wissen darüber, sodass Erkrankte auch keine Angst haben müssen, "schräg angeschaut" zu werden. Andererseits liegen ebenfalls hinsichtlich geeigneter Therapieformen wesentlich mehr Daten und Informationen vor. Bislang war eine Verhaltenstherapie (gleich in welcher Ausprägung) die beste Option; seit einigen Jahren wurden hier weitere wichtige Fortschritte erzielt, sodass die Hilfe für die Betroffenen immer maßgeschneiderter wird. Mit entsprechend positiven Ergebnissen!

Diagnose: Wieso, weshalb, warum?

Die Physikerin und Chemikerin Marie Curie war eine wirklich außergewöhnliche Frau. Sie erforschte gemeinsam mit ihrem Mann radioaktive Substanzen und erhielt dafür 1903 und 1911 jeweils anteilig einen Nobelpreis. Damit gehört sie zu den gerade einmal vier Menschen, die mehrere Nobelpreise erhielten – und zwar als einzige Frau. Des Weiteren ist Marie Curie der einzige Mensch, der bisher zwei Nobelpreise in unterschiedlichen Gebieten (Physik und Chemie) erhalten hat. Außerdem war sie die erste weibliche Professorin an der französischen Elite-Uni Sorbonne, entdeckte neue Elemente und engagierte sich für den

Völkerbund sowie für die Rechte von Studenten und Studentinnen. Von dieser Frau, die sich ohne Furcht mit der damals noch völlig mysteriösen Kraft radioaktiver Elemente befasste, ist ein wichtiger Ausspruch bekannt:

„Was man zu verstehen gelernt hat, fürchtet man nicht mehr.“

Und kaum ein anderes Zitat trifft damit so perfekt auf Zwangsstörungen zu! **Denn an Zwängen zu leiden, ist etwas, das große Furcht entstehen lässt.** Die Betroffenen fühlen sich häufig überwältigt von ihren Ängsten, dass sie Katastrophen auslösen könnten, nur weil sie nicht perfekt sind oder etwas vergessen. Sie empfinden sich den Zwängen ausgeliefert, die sie beherrschen. So sehr, dass sich ihr Verhalten nur noch darum dreht, das komplette Leben davon regiert wird. Dem Betroffenen ist es überhaupt nicht mehr möglich, sich dem Ganzen zu entziehen. Die Zwänge und die eventuell erforderlichen Neutralisierungs-Rituale durchdringen alles und haben komplett das Regiment übernommen. Entkommen? Unmöglich.

So scheint es jedenfalls.

Wenn ein Gegner so übermächtig und bedrohlich erscheint wie eine Zwangsstörung, dann ist der erste und wichtigste Schritt zur Bekämpfung ihn zu entzaubern! Denn erst wenn der Gegner von seinem Podest gestoßen wird und man ihm so quasi auf Augenhöhe begegnet, erscheint er endlich wieder als etwas, das man durchaus besiegen kann. Hier gilt daher völlig zu Recht die gute, alte Devise: Wissen ist Macht!

Je mehr ich über Zwänge weiß, desto eher habe ich eine Chance, diese zu überwinden. Eine Herangehensweise, die auch ein wichtiger Bestandteil von entsprechenden Therapien ist.

Ehe ich Dir erkläre, mit welchen konkreten Übungen Du Deine Zwänge in den Griff bekommen und überwinden kannst, wirst Du erst einmal allerlei Wissenswertes und Spannendes über das Thema Zwangserkrankung erfahren. Zum einen geht es darum, welche Arten von Zwängen existieren. Dadurch wirst Du Dein eigenes Problem besser einordnen können. Vielleicht stellst Du sogar fest, dass Dein eigentliches Problem ein ganz anderes ist, denn es gibt einige weitere Erkrankungen, die einer Zwangsstörung stark ähneln können, aber anders zu behandeln sind. Hier ist die korrekte Abgrenzung gegeneinander das A und O in Bezug auf den Weg zur Heilung. Zum anderen lernst Du, welche Symptome eine Zwangsstörung ausmachen und wieso manche Menschen eine entwickeln, andere jedoch nicht.

Ein ganz wichtiger Punkt, der mir sehr am Herzen liegt, wird ebenfalls angesprochen: Scham. **An einer Zwangsstörung erkrankte Menschen schämen sich in der Regel unendlich dafür, dass sie das Ganze nicht einfach abstellen können und ein normales Leben führen.** Sie fürchten sich – neben dem immensen Leidensdruck der Zwänge – vor einer Stigmatisierung durch die Gesellschaft. **Doch genau das ist die Ursache, weshalb diese Erkrankung so häufig chronisch und damit auch zu einem gesellschaftlichen Problem wird.**

Bunte Vielfalt: Welche Zwänge gibt es?

Einen Spaziergang durch Hollywood stelle ich mir äußerst interessant vor. Nicht unbedingt, weil es dort landschaftlich so schön wäre oder es besonders viele Sehenswürdigkeiten gäbe. Nein, ich meine spannend wegen der Menschen dort. Ein paar Beispiele:

Die Schauspielerin Cameron Diaz soll sich angeblich immer wieder die Hände waschen und den unwiderstehlichen Drang verspüren, Türklinken zu reinigen. Bei einer Verabredung mit Leonardo Di Caprio wäre vielleicht mit etwas Wartezeit zu rechnen, denn der versucht auf dem Hin- und dem Rückweg immer auf die gleichen Risse im Gehweg zu treten. Bei Julianne Moore (die im Film "Hannibal" Dr. Lector Paroli geboten hat) müsste man sich darauf einstellen, dass sie ihr Haus jeden Tag immer zu den gleichen Zeiten verlassen muss (sonst geht es nicht). Außerdem hat sie eine große Vorliebe für ihre eigenen Ordnungssysteme. Sie sollte sich daher besser auf gar keinen Fall einen Kühlschrank mit Ex-Fußballikone David

Beckham teilen, denn der ordnet bei sich zu Hause darin alles am liebsten symmetrisch sowie nach Farben und Formen …

Wie die Regisseure es geschafft haben, mit Daniel Radcliffe die Harry-Potter-Filme zu drehen und trotzdem den Zeitplan einzuhalten, ist möglicherweise eines der modernen sieben Weltwunder, denn: Radcliffe wiederholt zwanghaft jeden Satz, den er laut sagt, noch einmal im Flüsterton.

Und das ist nur eine kleine Auswahl! Du siehst, die Welt dort ist offensichtlich sehr bunt. Allerdings weist dieser höchst unrepräsentative Querschnitt schon auf eine wichtige Tatsache hin, die bei Zwangsstörungen zu beobachten ist: **Diese Erkrankung hat ein erstaunlich breites Spektrum.**

Bekannt sind die unterschiedlichsten Varianten; sehr verbreitet ist dabei die **Angst vor krankmachenden Keimen**. Hiervon betroffene Personen müssen sich ständig die Hände waschen, weil sie fürchten, sich beschmutzt zu haben. Andererseits gibt es einige Menschen, die sich für beschmutzt halten und sich immer wieder waschen, um

ANDERE oder andere Gegenstände nicht zu verunreinigen. Das kann so weit gehen, dass die Toilette zu Hause nur im Ausnahmefall benutzt wird, stattdessen gibt es vor jeder Heimfahrt noch eine ausgiebige Pipi-Pause. Leicht zu erkennen sind Menschen mit diesem Waschzwang meist an den geröteten, rissigen Händen. Teilweise wird solange gewaschen, bis die Haut aufspringt und blutet – und dann noch weiter.

Zählzwänge sind ebenfalls häufiger anzutreffen, des Weiteren **exzessives Putzen der Wohnung** (komplett oder nur einige bestimmte Ecken, wobei der Rest der Wohnung unordentlich bleiben kann). Ein "Klassiker" ist der **Grübelzwang**, bei dem immer dieselben Gedanken gewälzt werden. **Doch daneben werden noch viele weitere Formen beobachtet, denn Zwänge tendieren dazu, sehr individuell zu sein** – eben wie die Menschen, die dazugehören. So gibt es "**Ordnungsfanatiker**", die alles in ihrem Umfeld nach einem bestimmten System ordnen und arrangieren müssen. Alles andere versetzt sie in helle Aufregung. Eine sehr plakative Form des **Sammelzwangs** ist das Messietum, bei dem die Person nicht einmal mehr dazu in der

Lage ist, Müll zu entsorgen. Doch damit nicht genug, manche Menschen mit Zwangsstörungen können nicht auf Lücken zwischen Gehwegplatten treten oder generell auf diese Platten und und und.

All dem gemein ist eins: Es handelt sich um Rituale, die auch als Obsessionen bezeichnet werden. Der Betroffene erlebt einen **intensiven Drang, diese Rituale komplett abzuarbeiten**, vorher ist er nicht in der Lage zu stoppen bzw. abzubrechen. **Hält man sie davon ab, so werden sie nervös, bekommen starke Ängste, erleben teilweise sogar eine echte Panikattacke.** Weil zugleich ein enorm hoher Leidensdruck vorliegt ("Ich kann nicht mehr!"), haben Zwänge die unglückliche Tendenz, mit anderen psychischen Erkrankungen eine verhängnisvolle "Partnerschaft" einzugehen. Beispielsweise mit einer Angststörung. Dies wiederum hat den ebenfalls ungünstigen Effekt, dass dadurch wiederum die eigentlich zugrundeliegende Zwangsstörung überdeckt wird. Das jedoch ist ein wesentlicher Faktor, warum sie oftmals erst so spät diagnostiziert wird. Und das wiederum ist ein echtes Problem, denn dadurch wird das Ganze meist chronisch und ist insgesamt deutlich schwieriger zu behandeln.

Symptome: So erkennst Du eine Zwangserkrankung

„Ich weiß ja selbst ganz genau, dass das völliger Quatsch ist, das zu machen – aber ich kann nicht aufhören damit!“ Das war die etwas hilflose Erläuterung einer guten Freundin, als ich sie nach mehreren Jahren auf unsere ständigen Stopps an einer bestimmten Autobahn-Raststätte ansprach. Jedes Mal, wenn wir Richtung Ostsee fuhren, gab es eine Pause an der Raststätte Buddikate an der A1 zwischen Hamburg und Lübeck. Auf der Rückfahrt wiederum – kurz vor zu Hause – war ein Aufenthalt an der Raststätte Allertal (Autobahn A7) unausweichlich. Mir war das die ersten Jahre ein echtes Rätsel, ich vermutete aber einfach eine schwache Blase. Die Wahrheit jedoch: Dahinter steckte ein ausgeprägter Waschzwang. Mit allen Schikanen – mit Zwangsgedanken und Zwangshandlungen.

Damit gehört meine Bekannte zu der größten Gruppe der Menschen mit einer

Zwangsstörung. **Rund 90 % leiden nämlich unter einer Kombination von Zwangsgedanken und -handlungen.**

In den diagnostischen Handreichungen werden insgesamt **drei Varianten von Zwangserkrankungen aufgelistet**. Es handelt sich um:

<u>Typ A: Vorwiegend Zwangsgedanken oder Grübelzwang</u>
Hiervon betroffene Menschen leiden unter starken, andauernden Ängsten – etwa vor Keimen oder einer Erkrankung, der Befürchtung, sie könnten etwas vergessen haben (z.B. den Herd auszuschalten). Wieder andere fürchten sich davor, einem anderen Menschen etwas anzutun oder jemanden sexuell zu belästigen. Aber auch zwanghafte Ideen, z.B. etwas Ekeliges in den Mund zu nehmen, kommen vor.

Solche Ideen, Impulse oder bildhafte Vorstellungen werden als unglaublich belastend erlebt. Zumal immer angenommen wird, dass wirklich etwas Schlimmes passieren könnte, wenn man nicht kontrolliert oder dem Impuls generell nachgibt. Das Tückische dabei ist, dass es für die Person eine spürbare Entlastung bedeutet, wenn sie dem Zwang nachgibt. Allerdings hält dies nur kurze Zeit vor, dann startet alles von neuem.

Beim Grübelzwang zermartert sich der Mensch das Gehirn, indem er wieder und wieder über Unlösbares nachdenkt. In der Regel drehen sich die Gedanken um Vergangenes, das nicht ungeschehen gemacht werden kann. Da zumeist auch die Frage nach dem „Warum" gestellt wird, kann keine Lösung gefunden werden, so entsteht eine höchst destruktive Gedankenspirale. Dies kann einen Betroffenen so sehr blockieren, dass selbst einfachste tägliche Handlungen, wie z.B. Einkaufen, nicht mehr bewältigt werden können. Es sind schlicht keine Kapazitäten hierfür mehr frei.

Typ B: Zwangsrituale

Bei den Zwangshandlungen führt der Betroffene gewisse ritualisierte Handlungen aus, auf eine spezielle, „vorgeschriebene" Art und Weise. So muss beispielsweise die Tür beim Verlassen der Wohnung mehrmals auf und wieder zu gemacht werden, der Schlüssel im Schloss so lange umgedreht werden, bis das Schloss klackt und hinterher wird noch mehrere Mal gegen die Tür gedrückt oder an der Türklinke gerüttelt, um sicher zu sein, dass die Tür wirklich versperrt ist.

Sehr verbreitet sind zwanghafte Handlungen in Bezug auf die Reinlichkeit (waschen und putzen).

Das Ritual ist ein verzweifelter Versuch der Person, eine bestimmte vorgestellte Gefahr abzuwenden. Hierbei handelt es sich um ein eigentlich magisches Denken in der Art: Wenn ich um Mitternacht eine schwarze Katze an einem Bindfaden um meinen Kopf schleudere, dann geht die Warze an meinem Fuß weg …

Da mit einer Zwangserkrankung belastete Personen immer davon ausgehen, dass grundsätzlich das Schlimmste eintrifft und sie ihrer eigenen Wahrnehmung nicht trauen, sollen Rituale ihnen durch eine quasi-standardisierte Vorgehensweise zusätzlich Sicherheit verschaffen. Allerdings tritt bei einem Kontrollritual keine finale Entlastung ein, diese währt bestenfalls nur kurz. Wird das Ritual unterbrochen und kann nicht zu Ende geführt werden, ist das für die Person ein echtes Desaster!

Bekannte Varianten von Zwangshandlungen sind:

- Reinlichkeitszwang
- Kontrollzwang
- Ordnungszwang
- Berührzwang (bestimmte Dinge müssen berührt werden oder eben nicht, z.B. Straßenlaternen, Risse im Asphalt, Gehwegfugen)
- verbale Zwänge (fortwährendes Wiederholen von Wörtern, Sätzen, Melodien)

Typ C: Von allem etwas – Kombination von Zwangsgedanken und -handlungen

Die überwiegende Mehrzahl der Zwangserkrankten leiden unter beiden Symptomen, und zwar in gleicher Stärke. Als Beispiel: Drehen sich meine Gedanken nur noch um Keime, tritt in der Regel ein spezielles Ritual hinzu, um die Hände möglichst gründlich zu waschen und die Ansteckungsgefahr zu reduzieren.

In den meisten Fällen wird daher dieser

Typus diagnostiziert.

Weitere entscheidende **Kriterien**, um wirklich **von einem belastenden, krankmachenden Zwang** zu sprechen, sind die folgenden:

- Der Betroffene weiß, dass die Gedanken oder auch die Handlungsimpulse seine eigenen sind.
- Er hat sich noch nicht komplett mit den Gedanken oder Handlungen abgefunden; er leistet zumindest gegen einen Punkt Widerstand.
- Die Gedanken und Handlungen werden als unangenehm empfunden.
- Die Wiederholung ist für den Menschen eine echte Belastung.
- Die Symptome treten an den meisten Tagen auf – über mindestens 14 Tage hinweg.

Wie ist es bei Dir? Erkennst Du die Kriterien bei Dir wieder? **Für manche Menschen ist es eine echte Entlastung festzustellen, dass nicht nur sie diese besonderen Gedanken und Impulse haben.** Gerade wenn man unter einem so immens hohen

Leidensdruck steht, dass man sogar beginnt, an seinem eigenen Verstand zu zweifeln.

Wie fühlt es sich für Dich an, zu wissen, dass Du tatsächlich unter einer Erkrankung leidest? Und zwar einer, die viele Menschen betrifft?

Eine dringende Bitte: **Solltest Du bereits über 40 Jahre alt sein, so sollte unbedingt ärztlich eine organische Ursache für die Zwänge ausgeschlossen werden!** Denn auch dies kann – leider! – vorkommen, deshalb ist es umso wichtiger, eine körperliche Erkrankung auszuschließen.

Ursachen: Mal so – mal so ...

Wir Menschen lieben es, wenn Dinge einfach strukturiert sind. Wenn etwas nach dem „Wenn-dann-Prinzip“ abläuft. Das ist klar, das hat Ordnung und wir wissen, wie wir damit umgehen müssen und können. Etwa so: Wenn ich Durst habe, dann sollte ich etwas trinken; wenn ich etwas trinken will, öffne ich den Kühlschrank und hole die Wasserflasche heraus. Exzellent. Ursache und Wirkung. Klare Verhältnisse.

Vermutlich fragst Du Dich nämlich gerade, wieso ausgerechnet Du Dich damit herumplagen musst. Aber die Ursache lässt sich meist leider nicht so einfach ermitteln, denn es gibt nicht nur einen einzigen Auslöser.

Psychologen gehen davon aus, dass der Ausbruch einer Zwangserkrankung in **Zusammenhang mit dem sogenannten Vulnerabilitäts-Stress-Modell zu sehen** ist. Dieses besagt (sehr verkürzt), dass jemand eine gewisse Disposition für eine Erkrankung in sich trägt. Kommt dann noch ein Auslöser hinzu („Stress" in jeglicher Form), so kommt es zu einer Initialzündung und der Erkrankungsprozess wird in Gang gesetzt. Letztlich haben wir es also wieder mit zwei Faktoren zu tun: der eigentlichen Ursache für die „Anfälligkeit" an etwas zu erkranken sowie dem Auslöser, der dafür sorgt, dass die Erkrankung startet.

Die Spezialisten betonen heutzutage immer wieder, dass zwar inzwischen vielfältige Ursachen identifiziert wurden, diese letztlich jedoch alle nur ein Mosaiksteinchen in dem großen Rätsel Zwangserkrankung zu sein scheinen. **Daher wird statt des Begriffs der Ursache oftmals der Ausdruck „Risikofaktor“ genutzt.**

Die **Auslöser** für eine Zwangsstörung sind dagegen inzwischen recht gut bekannt. Es handelt sich, wie bei den meisten anderen psychischen Erkrankungen, oft um **traumatische Lebensereignisse** (z.B. der Tod eines geliebten Menschen, ein schwerer Unfall) oder aber um **chronischen Stress** (etwa eine ständige Überforderung bei der Arbeit, eine schwierige Beziehung etc.). Manchmal jedoch lässt sich der Auslöser nicht genau definieren, es wirkt dann so, als träte die Erkrankung quasi wie aus heiterem Himmel auf. Ob das tatsächlich so ist, ist fraglich. Vielleicht wurde auch schlicht eine Belastungssituation nicht als solche erkannt?

Über potenzielle Ursachen für Zwänge wurde und wird intensiv diskutiert. **Offenbar liegt dem Ganzen teilweise eine Stoffwechselstörung im Gehirn zugrunde.** Genauer scheint es ein Problem mit dem Serotonin zu geben; dieses Hormon ist zudem auch ein wichtiger Neurotransmitter (Botenstoff) in unserem Gehirn. Es sorgt dafür, dass Informationen von einer Nervenzelle zu einer anderen übertragen werden können. Fehlt es oder funktioniert es nicht richtig, ist es ein bisschen wie eine Straßensperrung in unserem Gehirn. Bei Zwangsstörungen sind offenbar besonders Bereiche in den Basalganglien, dem limbischen System und dem präfrontalen Kortex davon betroffen.

Nachgewiesen werden konnte des Weiteren, dass **Menschen, deren Eltern von einer Zwangsstörung betroffen waren, ein größeres Risiko haben**, ebenfalls daran zu erkranken.

Ein weiterer interessanter Ansatz besagt, dass Zwänge möglicherweise eigentlich eine Art von **Übersprunghandlung** darstellen. Bekannt ist dieses Verhalten vor allem aus der Tierwelt, das klassische Beispiel für Übersprunghandlungen sind Hühner, weil diese so etwas besonders deutlich zeigen. Konkret geht es darum, wie ein Huhn reagiert, wenn man es mit zwei gleich starken Reizen konfrontiert. Also beispielsweise: Ich stelle dem Huhn besonders leckeres Futter hin, das es unbedingt haben möchte. Gleichzeitig tue ich etwas, wovor es sonst weglaufen würde. Häufig lässt sich dann etwas beobachten, was erst einmal verwirrend ist: Das Huhn macht keins von beidem, sondern beginnt nervös mit der Pflege seines Gefieders. Durch die zwei gleichstarken Reize haben wir das Gehirn nämlich sozusagen „lahmgelegt“, und weil das Huhn sich nicht entscheiden kann, macht es etwas anderes, etwas Drittes. Das wäre ansonsten ein durchaus nützliches Verhalten – nur eben in diesem Moment nicht.

Ähnliches könnte auch in Bezug auf Zwänge vorliegen. **Betroffene haben häufig ein enormes Problem, mit Aggressionen oder Ängsten umzugehen.** Weil sie aber der Situation nicht entfliehen können und zugleich diese für sie so schrecklichen Emotionen nicht ertragen, kommt es zu Übersprunghandlungen – sprich: den Zwängen. **Die verbreitetsten Zwänge (Waschen, Kontrollieren und Sammeln) hatten in der menschlichen Entwicklung über die Jahrtausende einen großen Nutzen und sind deshalb auch fest in unseren Genen verankert.** Und wir packen sie gegebenenfalls als Übersprunghandlungen wieder aus – um damit unser seelisches Leiden in

Stresssituationen zu mindern.

Es gibt noch eine **Kehrseite: Denn auch unsere Umwelt nimmt diese Zwangssymptome wahr – und reagiert darauf.** Etwa indem auf den Betroffenen vermehrt Rücksicht genommen wird oder man ihn schont. Dadurch lernt der Betroffene wiederum unbewusst, dass der Stress nachlässt, wenn er dieses Verhalten zeigt und diese Handlungen ausübt.

Das ist eine mögliche Erklärung dafür, dass die Erkrankung nach ihrem Ausbruch aufrechterhalten wird. Sie kann sogar darüber hinaus in einzelnen Fällen als „gewinnbringend" empfunden werden, etwa weil eine Krankschreibung eine angenehme Konsequenz sein kann. Das trifft jedoch nicht auf alle Betroffenen zu. Andere psychologische Fachrichtungen gehen dagegen eher von einer Konditionierung aus = ein eigentlich neutraler Reiz wird negativ besetzt, die daraus entstehende Anspannung wird durch ein Ritual gemindert.

Ein Beispiel: Ein Kind muss wegen einer Bemerkung nach vorne zum Lehrerpult, dabei hält es sein Heft fest. In der Folge löst die Berührung des Heftes starken Ekel aus, der nur durch intensives Händewaschen gelindert werden kann.

Kognitive Erklärungsmodelle gehen dagegen davon aus, dass Kinder, deren Eltern z.B. sehr strenge Moralvorstellungen und Überzeugungen hatten, später bei gewissen Gedanken starke Schuld empfinden: „Es ist schlecht, überhaupt nur daran zu denken!“ Dann versucht die Person, den verbotenen Gedanken gewissermaßen zu neutralisieren durch ein Zwangsritual oder einen „Gegengedanken“. **Grundannahme hierbei ist übrigens auch, dass Gedanken mit Tun gleichgesetzt werden**. Wer darüber nachdenkt, dass ein Messer eine scharfe Klinge hat, ist danach auch in der Lage, ein Kind zu verletzten. **Doch Denken ist eben glücklicherweise nicht gleich tun!**

Zu Gast bei Dr. House: Differenzialdiagnose

Der grantige Fernseharzt traktierte seine Mitarbeiter nach allen Regeln der Kunst, hatte dagegen aber keine Lust auf direkten

Kontakt mit Patienten. Kurzum: Er war kein Sonnenscheinchen, wie es so heißt. Allerdings war er ein genialer Kopf und ein exzellenter Mediziner – was er in den Teambesprechungen zu den aktuellen Fällen immer wieder unter Beweis stellte.

Diese Meetings zu sehen habe ich geliebt, denn hier wurde exemplarisch vorgeführt, wie kompliziert es sein kann, die richtige Diagnose zu stellen. Man wusste meist nur eins: Es ist kein Lupus. Diese Erkrankung wurde immer vorgeschlagen, war es aber nie (bzw. nur ein einziges Mal) – am Ende hatte sich dieser Satz sogar schon zu einem Running Gag entwickelt.

Zuerst kamen die Fakten auf den Tisch, d.h. die Symptome, die ein Patient zeigte. Dann gab es ein gemeinsames Brainstorming aller Ärzte: Welche Erkrankungen passen zu den bekannten Symptomen? Hierbei ging es um die sogenannte Differenzialdiagnose, die Krankheitsbestimmung durch Gegenüberstellung unterschiedlicher Krankheitsbilder. Mich beeindruckte dabei immer **die Vielfalt der Möglichkeiten, wobei es manchmal nur scheinbar winzige Details waren, die eine**

Erkrankung ausschlossen und auf eine andere hindeuteten. Am Ende hatte meist Dr. House einen Geistesblitz, ihm war noch ein weiteres, unauffälliges Symptom in den Sinn gekommen, das er dringend am Patienten testen musste. Und das stellte dann alles auf den Kopf. Naja, schließlich war Dr. House ja auch die Hauptfigur der Serie.

Diese **Differenzialdiagnose** des Fernseharzt-Teams zeigt aber exemplarisch, dass es sehr anspruchsvoll sein kann, eine Krankheit wirklich zu diagnostizieren, weil Symptome auf mehrere Optionen hindeuten können. Doch um die passende Behandlung zu wählen, ist es entscheidend, die eigentliche Krankheit zu kennen. Genauso ist es auch, wenn Zwangssymptome auftreten. Denn während die meisten dann direkt an eine Zwangsstörung denken, könnte durchaus sowohl eine psychische als auch organische Erkrankung dahinterstecken. **Menschen mit Zwängen leiden nämlich sehr häufig auch noch an weiteren psychischen Problemen. Grund dafür ist die immens hohe seelische Belastung, die die Zwänge letztlich darstellen.** Durch diesen übergroßen Druck kommen vielfach noch weitere Probleme hinzu. Sehr verbreitet sind:

Depression

Das Gefühl, machtlos den Zwängen ausgeliefert zu sein, kann über kurz oder lang eine Depression hervorrufen. Für viele Zwangspatienten ist es ein schlimmes Gefühl, wenn sie trotz größter Anstrengung die Zwänge nicht in den Griff bekommen, sondern sich diese womöglich noch immer stärker ausbreiten und weitere Lebensbereiche vereinnahmen. Die Personen fühlen sich dann schnell als Versager, die ihr eigenes Leben nicht mehr im Griff haben und dem Ganzen hilf- und machtlos ausgeliefert sind.

Klassische Anzeichen für eine Depression sind vor allem:

- unklare Bauch- oder Kopfschmerzen o.ä.
- Energielosigkeit/ Müdigkeit/ Lethargie
- Fehlendes sexuelles Interesse
- Ängste oder auch Reizbarkeit
- Lustlosigkeit
- schlechte Laune
- Schlafstörungen

- Appetitlosigkeit

Ängste (Phobien, Panikstörungen)
Weil die Zwangsgedanken und -handlungen auf Dauer unglaublich belastend sind, tauchen bei vielen Betroffenen auch heftige Angstgefühle auf: Angst zu versagen, Angst vor Situationen, Angst entdeckt zu werden. Der Leidensdruck steigert sich zusehends.

Typische Co-Erkrankungen bei Zwängen sind beispielsweise einfache oder spezielle Phobien sowie die Panikstörung.

- Bei Phobien ist ein spezieller Reiz so angstbesetzt, dass er nach Möglichkeit gemieden wird. Sehr verbreitet sind z.B. Phobien vor Spinnen, dem Fliegen oder vor Fahrstühlen, vor Spritzen, Menschenansammlungen oder dem generellen Kontakt mit anderen Personen. Bei Zwängen liegen häufig sehr konkrete Ängste vor, etwa vor Schmutz und Keimen oder davor, dass jemandem etwas Schlimmes zustoßen könnte.
- Die Panikstörung wird häufig auch als

„Angst vor der Angst“ bezeichnet. Die Betroffenen erleben minutenlang andauernde Panikattacken, die u.a. gekennzeichnet sind durch Zittern, starkes Schwitzen, Luftnot, Herzklopfen, Übelkeit, Schwindelgefühle, Kribbeln oder Taubheit des Körpers, veränderte Wahrnehmung der Umwelt, der Angst verrückt zu werden oder gar zu sterben.

Essstörung

Ein verbreitetes Phänomen bei Zwangserkrankungen ist die Ausprägung einer Magersucht auch sind andere Essstörungen möglich.

Sucht

Was tun, um die Gedankenkreise wenigstens für kurze Zeit einmal zum Schweigen zu bringen? Viele Zwangspatienten haben eine simple Antwort auf die Frage: Sie betäuben die quälenden Zwänge z.B. mit Alkohol oder anderen „betäubenden“ Substanzen. Diese tendenzielle Enthemmung wird als Entlastung erlebt. Dadurch entsteht jedoch letztlich schnell eine Abhängigkeit, die wiederum Schuldgefühle triggern kann.

Tourette-Syndrom

Diese Störung ist für Außenstehende anfangs oftmals äußerst irritierend: Die Erkrankten zeigen gewisse „Tics“ – dies reicht von unwillkürlichen Körperbewegungen (Blinzeln, Naserümpfen, Kopfschleudern oder Grimassenschneiden) bis hin zu Lautäußerungen. Letzteres können einfache Laute sein oder auch ein Husten; daneben gibt es auch Menschen, die zwanghaft obszöne und aggressive Ausdrücke gebrauchen müssen, ohne dies steuern zu können. Die Erscheinungsformen variieren von Patient zu Patient.

Hierbei handelt es sich um eine angeborene Erkrankung des Nervensystems, bedingt durch genetische Veränderungen. Tourette tritt jedoch häufiger gemeinsam mit einer Zwangsstörung auf.

Persönlichkeitsstörung

Die Persönlichkeit eines Menschen wird allgemein definiert als sämtliche wesentlichen Eigenschaften, die ihn ausmachen. **Ist ein bestimmtes Merkmal oder ein Charakterzug jedoch besonders stark oder auch schwach ausgeprägt oder weist die Person in einer oder mehreren Eigenschaften eine große Unflexibilität auf, so deutet dies auf eine Persönlichkeitsstörung hin.** Recht bekannte Formen sind die narzisstische oder auch die abhängige Persönlichkeitsstörung. Auch Borderline gehört hierzu, der korrekte Fachbegriff lautet emotional-instabile Persönlichkeitsstörung. Im Hinblick auf die Zwangsstörungen ist neben der zwanghaften Persönlichkeitsstörung auch die ängstlich-vermeidende Form von großer Bedeutung.

Die genannten Punkte werden als „Komorbiditäten“ bezeichnet, also als Erkrankungen, die das Grundthema Zwänge begleiten können. Stell Dir einfach einen Sänger vor – er kann solo auftreten, aber er kann auch Leadsänger einer Band sein und immer mit seinen Kumpels kommen, dem Bassisten, dem Schlagzeuger, den Backgroundsängerinnen …

Die Diagnose einer Zwangserkrankung kann noch durch einen weiteren Punkt ziemlich kniffelig sein, weshalb die finale Abklärung immer durch einen Fachmann vorgenommen werden sollte. **Es gibt diverse andere Erkrankungen, die einer Zwangsstörung teilweise ähneln.** Doch um sie loszuwerden, brauchst Du die richtige Diagnose. Du kannst schließlich auch keine Mücken erwischen, wenn Du einen Köder für Silberfischchen aufstellst! Lass insofern am besten immer abchecken, ob nicht auch eine dieser Erkrankungen bei Dir vorliegt bzw. vorherrscht:

Depression

Liegen Anzeichen für eine Depression vor, so sollte unbedingt abgeklärt werden, was das eigentliche Grundthema ist. **Es ist ein bisschen wie bei der Henne und dem Ei: Sind die Zwangssymptome entstanden, weil der Betroffene dadurch vielleicht versucht, die Depression in den Griff zu bekommen? Oder trat die Depression auf, weil die Person so sehr unter den Zwangssymptomen leidet?** Also als Reaktion auf die zugrundeliegende Zwangsstörung?

In letzterem Falle müsste zunächst die

Depression behandelt werden. Ist die depressive Störung das eigentliche Problem, müssten dann mit der Besserung der Depression auch die Zwänge abklingen.

Angststörung

Eine weitere psychische Erkrankung, die sich quasi „maskieren“ kann, ist eine Angststörung. Teilweise **können Ängste auch der eigentliche Grund für die Zwänge sein**; wenn sie der Stress sind, der die Zwänge wiederum zum Vorschein kommen lässt. Immer wieder werden Zwangserkrankungen daher auch unter den Angststörungen eingeordnet. In jedem Fall ist hier ebenfalls eine gründliche Abklärung entscheidend, um die richtige bzw. zielgenaue Therapie starten zu können.

Neben Phobien und Panikstörungen ist die generalisierte Angststörung eine sehr verbreitete Variante. Wer sich über einen Zeitraum von mindestens sechs Monaten immer wieder große Sorgen macht, könnte an dieser letzten Form leiden. Die Ängste sind hier unspezifisch, d.h. man sorgt sich gewissermaßen um alles: Was ist, wenn ich zu spät zur Arbeit komme? Stößt meinen

Kindern etwas zu? Wird mir bei der Autofahrt etwas passieren? Finde ich das Ziel? Hält man mich für dumm? Etc.

Schizophrenie

Ja, es kann eventuell auch Schizophrenie im Spiel sein, wenn man von Zwängen beherrscht wird. Hierbei geht es NICHT um eine verminderte Intelligenz und mit den in Filmen und Büchern porträtierten gespaltenen Persönlichkeiten hat Schizophrenie ebenfalls sehr wenig zu tun. Menschen mit dieser Erkrankung leiden vielmehr an Psychosen, also an solchen Dingen wie Realitätsverlust, Wahnvorstellungen, Störungen des Denkens, der Sprache und der Gefühlswelt. Dadurch nehmen sie die Umwelt fehlerhaft wahr und interpretieren diese häufig falsch. Aus dem Grund kann ihr Verhalten dann wiederum auf Außenstehende sehr merkwürdig und abwegig wirken.

In einer akuten Phase der Erkrankung ist der Betroffene nicht mehr fähig, sich von seinen Zwangsgedanken zu distanzieren. Die Inhalte wirken auf andere allerdings sehr bizarr.

Zwanghafte Persönlichkeitsstörung

Während Menschen mit einer Zwangserkrankung genau wissen, dass ihre Gedanken und Handlungen nicht sinnvoll sind und sich dagegen meist wehren, ist die Situation bei Leuten mit einer zwanghaften Persönlichkeitsstörung ganz anders. **In diesem Fall ist der Betroffene nämlich davon überzeugt, dass seine Zwangssymptome absolut angemessen und vernünftig sind.** Insofern leidet er selbst nicht darunter – vielmehr das Umfeld.

Leicht werden die beiden Varianten aufgrund ihrer Überschneidungen verwechselt.

Abhängigkeitserkrankungen

Auch bei Suchterkrankungen kann zwanghaftes Verhalten vorkommen – so besteht ein extrem ausgeprägtes Bedürfnis, das jeweilige „Suchtmittel" zu konsumieren. Sehr verbreitet sind Abhängigkeiten von Substanzen wie Alkokol, Nikotin, Drogen oder Medikamenten; daneben sind weitere Abhängigkeitserkrankungen bekannt, etwa die Spielsucht oder die Computer- bzw. Internetsucht. Ebenfalls hierzu zählen

Kaufsucht sowie zwanghaftes Stehlen (Kleptomanie). In Deutschland ist die Alkoholabhängigkeit die am weitesten verbreitete Sucht, rund 1,3 Millionen Menschen sind hiervon betroffen. Die Dunkelziffer ist noch wesentlich höher, da bei einer Sucht – wie auch bei einer Zwangsstörung – ein erheblicher Schamfaktor vorliegt. In der Bevölkerung ist das Klischee verbreitet, dass Menschen mit einer Suchterkrankung lediglich willensschwach seien. Insofern leiden Betroffene zusätzlich noch unter einer gesellschaftlichen Stigmatisierung.

Bei einem Alkoholmissbrauch entsteht oft ein regelrechter Teufelskreis, denn dem Betroffenen entgleitet zunehmend die Kontrolle über sein Verhalten. Zusätzlich gerät die Person vielfach in eine soziale Isolation, zudem besteht die Gefahr, an einer Depression zu erkranken. Wird ein Entzug versucht, so kommen auch noch körperliche Symptome hinzu (z. B. innere Unruhe, Reizbarkeit, Schlafproblem, Zittern).

Frühkindlicher Autismus

Diese auch als Kanner-Syndrom bezeichnete

Entwicklungsstörung ist eigentlich eine genetisch bedingte Mehrfach-Behinderung. Die drei typischen Kennzeichen für Autismus sind vorhanden, wenn auch in unterschiedlicher Ausprägung: gestörte soziale Interaktion; beeinträchtigte Kommunikation/ Sprache; wiederholte, stereotype Verhaltensweisen und Interessen. Speziell der dritte Punkt ist es, der fälschlich als zwanghaftes Verhalten interpretiert werden kann.

Tourette-Syndrom

Eine Erkrankung, die häufig in engem Zusammenhang mit einer Zwangsstörung auftritt, ist das Gilles-de-la-Tourette-Syndrom (kurz: Tourette). Rund 30-60% der Menschen, die an Tourette leiden, haben parallel auch Zwangsgedanken und/ oder Zwangshandlungen.

Im Gegensatz zu einer reinen Zwangsstörung liegt der Fokus bei Tourette auf den vokalen und motorischen Tics. Einfache motorische Tics sind beispielsweise unwillkürliches Zucken mit den Augenlidern, Naserümpfen, Kopfwerfen. Bei einem vokalen Tic muss die Person zwanghaft

Laute ausstoßen, Husten oder Tiergeräusche nachahmen. Für die Umwelt sehr irritierend sind die komplexen Tics: So kommt es bei komplexen motorischen Tics etwa zum imitierenden Grimassen schneiden oder Nachäffen der Handlungen anderer Personen. Bei einem komplexen vokalen Tic muss der Betroffene zwanghaft obszöne Wörter (aus dem sexuellen oder dem Fäkal-Bereich) oder aggressive Begriffe aussprechen.

Das Auftreten der Tics ist sehr individuell; bei dem einen treten sie permanent auf – bei dem anderen nur in stressigen Situationen.

Tourette ist eine angeborene Erkrankung des Nervensystems und kann daher auch nicht geheilt werden.

Zu unterscheiden sind die Tics, die für eine Tourette-Erkrankung kennzeichnend sind, von den Tics, die viele Kinder im Laufe ihrer Entwicklung einmal haben können. Hierbei handelt es sich um einzelne Angewohnheiten, die wieder verschwinden können; dagegen bestehen bei Tourette meist mehrere Tics, die andauern.

Organische Erkrankungen

Doch Zwänge entstehen nicht nur durch psychische Erkrankungen oder Besonderheiten, daneben bestehen diverse organische Erkrankungen, die dieses Verhalten nach sich ziehen können. Bekannt sind Zwänge als Begleiterscheinung von Tumoren, Ischämie (Blutleere aufgrund der Veränderung von Blutgefäßen), Abszessen sowie Chorea minor (seltene Bewegungsstörung, kennzeichnend sind schnelle, unkontrollierte und drehende Bewegungen).

Keine Ansteckungsgefahr! Stigmatisierung & Scham

Winston Churchill soll mal sinngemäß gesagt haben: „Ich glaube nur den Statistiken, die ich selber gefälscht habe.“ Das lässt tief blicken ... Offenbar hatte er keine Angst davor, gelegentlich ein wenig nachzuhelfen, wenn ihm die Ergebnisse nicht behagten. Auch wenn Statistiken tatsächlich häufig mit etwas Vorsicht zu genießen sind, stellen sie dennoch eine Art von Richtungsweiser dar –

was wiederum sehr nützlich sein kann.

Etwa in Bezug auf psychische Erkrankungen.

Denn hierfür werden immer wieder aktuelle Hitlisten erstellt nach dem Kriterium: Wie unangenehm ist Otto Normalo der Kontakt mit psychisch Erkrankten? Unter dem Strich kommt heraus, dass die meisten Menschen nach wie vor ein wenig Angst vor seelischen Krankheiten haben, sie sind ihnen schlicht und ergreifend unheimlich. Auf einem Top-Platz rangiert unangefochten die Schizophrenie; „beinahe akzeptabel“ sind dagegen Depressionen oder Suchtprobleme. Vermutlich, weil diese Phänomene inzwischen irgendwie allen bekannt sind. Über fünf Ecken kennt eigentlich jeder jemanden oder hat von dem Freund eines Cousins des Onkels von Tante Tina etwas darüber gehört.

Aber so richtig verstanden werden solche Erkrankungen dennoch meist nicht wirklich. Auch wenn die offensichtlichen Stigmatisierungen gerade bei Burnout, Depressionen und Sucht deutlich zurückgegangen sind. Glücklicherweise! Denn Tipps wie „Stell Dich mal nicht so an!“

oder „Reiß Dich endlich am Riemen!“ sind schlicht und ergreifend wenig hilfreich. Zumal sich dahinter einerseits die Annahme verbirgt, dass der Betroffene simuliert und z.B. einfach nur faul sei; andererseits verrät sich dadurch eine verblüffende Unkenntnis der Tatsachen.

Und was passiert, wenn sich jemand wie ein „Vollhonk“ verhält? Total peinlich, eben? Fremdschämen! Zumal diese irrealen Ängste einfach nur zeigen, wie eingeschränkt der Horizont solcher Personen ist. Schließlich sind psychische Erkrankungen eben NICHT ansteckend; man kann sie sich auch nicht abgucken oder so etwas.

Nur unglücklicherweise wissen betroffene Menschen genau (bzw. vermuten es zu wissen, was ein riesiger Unterschied ist!), was in den Köpfen der anderen wohl vorgeht. Das wiederum stellt ein Problem dar, das auf die eigentliche Erkrankung ganz ungünstig zurückwirkt.

Wie bereits erwähnt, **dauert es im Durchschnitt 7-10 Jahre, bis ein Mensch mit einer Zwangserkrankung sich endlich traut, Hilfe in Anspruch zu nehmen.** Eine enorm lange Zeitspanne, die erschreckend ist, finde ich!

Mit zehn Jahren geht ein Kind in den meisten Bundesländern in Deutschland bereits auf die weiterführende Schule, nach zehn Jahren Betriebszugehörigkeit gibt es einen Blumenstrauß und eine Jubiläumsfeier, weil man schon so lange dabei ist. Und mal Hand aufs Herz: Wenn Du zehn Jahre Deines Lebens zurückblickst – was war da gerade? Hast Du die Schule abgeschlossen? War da die erste Trennung? Was auch immer, in jedem Fall hast Du in den 3.650 Tagen jede Menge erlebt, was Dich sicherlich nachhaltig verändert und reifer gemacht hat.

Die große Frage ist bei all dem: Warum dauert es so unglaublich lange, bis Menschen mit Zwangsstörungen endlich etwas gegen die Probleme unternehmen?

Was hindert Dich?

Zwänge sind wirklich enorm belastend, nicht wahr? Ich weiß nicht, wogegen Du ankämpfst, aber es ist unglaublich schwierig und zeitaufwändig, wenn man benutztes Geschirr nicht berühren kann, wenn es ein

No-Go ist, eine öffentliche Toilette zu benutzen (oder die eigene zu Hause). Wie fühlt es sich an, wenn der Seifenspender in der Toilette leer ist und die üblichen Reinigungsrituale so nicht stattfinden können und Du „beschmutzt“ nach Hause musst? Musst Du dann womöglich einen Umweg machen – an einen Ort, wo Du Dir die Hände noch einmal „richtig“ waschen kannst – und kommst dadurch erst spät nach Hause? Oder wie ist es, wenn Du beispielsweise Straßenlaternen berühren musst und plötzlich stehen Fahrräder ganz unglücklich im Weg, sodass Du nicht herankommst?

Das ist die eine Seite von Zwängen, sie ufern teilweise derart aus, dass ein Betroffener zu nichts anderem mehr kommt, das ganze Leben dreht sich nur noch darum. In schweren Fällen ist ein normaler Alltag nicht mehr möglich, was ein Grund für eine Frühverrentung sein kann.

Die andere Seite ist die oftmals übergroße **Scham**. Sie ist der Grund, wieso Betroffene mit allen Kräften und so lange wie möglich versuchen, das Problem „unter dem Radar“ zu halten. Vermutlich ist Dir mehr als jedem anderen bewusst, dass Deine Gedanken und ritualisierten Handlungen eigentlich „völliger Quatsch“ sind. Sicherlich bist Du deshalb auch so empfindlich, dass Du jeden noch so kleinen Seitenblick der anderen Leute entsprechend interpretierst. Dass sie Dich beobachten und Du keinen Fehler machen darfst, um nicht aufzufliegen, denn die kritischen Blicke (als wärst Du verrückt!) und womöglich noch Gelächter sind schlicht nicht auszuhalten.

Kurzum: **Du schämst Dich, weil Du Dich nicht unter Kontrolle hast. Deshalb tust Du alles nur Menschenmögliche, um Deine Zwänge zu verheimlichen. Das wiederum macht Deine Situation noch viel anstrengender!**

Übrigens ist es **genau diese große Scham der Betroffenen, die der Zwangsstörung ihren Beinamen eingebracht hat**: Sie wird als heimliche Krankheit bezeichnet. Eine Bezeichnung, die sie zu Recht trägt. Offiziell wissen wir nur von etwa zwei Millionen Menschen mit behandlungsbedürftigen Zwangsstörungen in Deutschland, **aber die Dunkelziffer dürfte weitaus höher liegen. Alles nur wegen der Scham!** Und im Gegenzug berichten nahezu alle Menschen, die endlich ernsthaft etwas gegen die Störung unternommen haben, wie gut es ihnen seither geht …

Du siehst, es ist enorm wichtig, **dass Du Deine Angst vor irritierten Reaktionen und Blicken in den Griff bekommst**, wenn Du Dich nicht länger von Deinen Zwangsgedanken quälen lassen willst.

Wie kriegst Du aber ein so starkes Gefühl wie Scham in den Griff?

Ein Gefühl, das immerhin schon in der Bibel bei Adam und Eva auftaucht, was zeigt, dass es die Menschen schon seit Jahrtausenden beschäftigt. Ich verrate Dir etwas: Scham oder sich schämen ist gar nichts Schlimmes! In Wahrheit ist diese Empfindung sogar besonders hilfreich für das Zusammenleben von Menschen, denn es zeigt, dass wir Grenzen überschritten haben. Und, was viel wichtiger ist, wir wissen, dass wir die Normen und Regeln übertreten haben. In der Steinzeit war dies von großer Bedeutung, denn in einer Gesellschaft zu sein, stellte einen enormen Sicherheitsfaktor dar und garantierte das Überleben. **Interessanterweise konnte in**

Versuchsreihen bewiesen werden, dass andere Menschen einer Person deutlich öfter helfen, wenn sie sehen, dass diese sich schämt. Das unterstreicht den Vorteil für eine Person. Andere Tests ergaben, dass die "rote Bombe", die Schamesröte, sogar extrem vorteilhaft ist. So ein Mensch wird von anderen nämlich als sozialer und vertrauenswürdiger eingestuft. Faszinierend, oder?

Fakt ist: **Jeder schämt sich irgendwann mal, es gehört zum Menschsein dazu. Etwa ab dem zweiten Lebensjahr sind Kinder dazu in der Lage – und tun es auch.** Zum Beispiel, wenn sie zu Weihnachten vor der ganzen Familie ein Gedicht aufsagen sollen und alle Blicke auf sie gerichtet sind. Tatsächlich aus gutem Grund! Denn so im Mittelpunkt zu stehen, ist ein Übergriff auf die Persönlichkeit. Fremdschämen (to cringe something) ist ein neuer Medientrend – was die Vielzahl von TV-Formaten wie Big Brother, Dschungelcamp oder auch "Der Bachelor" eindrucksvoll belegen.

Allerdings ist Scham im 21. Jahrhundert nicht mehr unbedingt eine dringend benötigte Kernkompetenz. **Sie steht uns häufig im**

Wege. Die Psychologin Brené Brown von der University of Houston hat sich intensiv mit dem Thema Scham auseinandergesetzt und macht Betroffenen Mut: Während es früher tatsächlich wichtig war, die Regeln der Gruppe nicht zu brechen, hat sich inzwischen die Lage deutlich gewandelt. **Jetzt sind es genau die Regelbrüche, durch die Fortschritte erzielt werden!** Die Glühbirne wurde beispielsweise zunächst als Fehlschlag abgetan; alle vermuteten, dass sich nach der Pariser Weltausstellung niemand mehr darum kümmern würde … Kaiser Wilhelm II. war sich in Bezug auf das Automobil sicher: "Es ist eine vorübergehende Erscheinung." – „Es gibt vielleicht einen Markt für vier, fünf Computer auf der ganzen Welt", prophezeite IBM-Chef Thomas Watson 1943 … Und? Hatten sie Recht?

Du siehst, es ist gut, auch mal die Regeln der Gesellschaft zu brechen! Scham ist kein schlechtes Gefühl, aber Du solltest sie unbedingt bekämpfen und Dir keine unnötigen Gedanken um eine potenzielle Blamage machen.

Kinder & Zwänge: Qualvolle Erfahrung

Liest Du dieses Buch vielleicht, weil Du den Eindruck hast, dass Dein Kind womöglich an einer Zwangserkrankung leidet? Weil es viel Zeit mit Waschen und Putzen verbringt oder immer eine spezifische Reihenfolge einhalten muss? Weil es kontrolliert, ordnet, zählt oder Handlungen wiederholt? Sehr gut, dass Dir diese Symptome aufgefallen sind; Du hast gut hingesehen! Dadurch kann Deinem Kind viel schneller geholfen werden, das Ganze in den Griff zu bekommen. Ansonsten können die Zwänge bis ins Erwachsenenleben andauern.

Für viele Menschen ist der Gedanke, dass auch Kinder schon an Zwängen leiden können, zunächst einmal sehr merkwürdig. Ok, von Tourette und Tics hat man vielleicht schon einmal etwas gehört, aber dass Kinder an einer Zwangsstörung leiden könnten, erscheint erstmal unglaubhaft.

Dennoch ist es aber so! Rund **1-4% der Kinder erkranken an Zwängen, wobei Jungen vor der Pubertät etwas häufiger betroffen sind als Mädchen;** ab dem Einsetzen der Pubertät gleicht sich dies wieder an. **Das kritische Alter scheint der Zeitraum sieben bis zwölf Jahre zu sein.**

Zwänge sind allerdings abzugrenzen von typischen Entwicklungen im Kindesalter. So sind magisches Denken und starker Aberglaube kennzeichnend für die ersten Entwichlungsjahre, dies zieht gegebenenfalls gewisse ritualisierte Handlungen nach sich. Hierbei geht es vor allem darum, dem Alltag eine gewisse Struktur zu geben, was wiederum ein Gefühl der Sicherheit beim Kind erzeugt. Derartiges Verhalten kann besonders deutlich hervortreten, wenn es zu großen Veränderungen im Leben kommt, etwa beim Eintritt in den Kindergarten oder die Schule. Dieses Entwicklungsstadium klingt mit etwa acht Jahren ab – ab dem Zeitpunkt treten dagegen Zwänge eher auf.

Wie auch bei Erwachsenen treten Wasch- und Putzzwänge bei Kindern besonders häufig auf. Ursache ist die Furcht vor Verschmutzung, Verunreinigung, Verseuchung, die starken Ekel auslösen kann. Des Weiteren sind ebenfalls Kontroll-, Wiederholungs-, Ordnungs- und Zählzwänge zu beobachten. Zugrunde liegen können beispielsweise Vorstellungen über aggressive oder gewalttätige Handlungen, vielleicht hat das Kind aber auch Angst davor, selbst verletzt zu werden, oder, dass anderen Schlimmes zustößt. Darüber hinaus werden auch religiöse Zwänge beobachtet. So wird das Duschen beispielsweise sehr lange ausgedehnt, das Kind zählt immer wieder Dinge oder kontrolliert, ob Fenster und Türen wirklich geschlossen sind. Wird dieses Verhalten gestört oder verhindert, so erweist sich das Kind als ausgesprochen hartnäckig und die Eltern brauchen extrem gute Nerven, um das durchzustehen.

Für Kinder und Jugendliche ist eine Zwangserkrankung teilweise **äußerst**

belastend, da sie die Gedanken und Handlungen meist gar nicht richtig begreifen oder einordnen können. Beobachten Eltern, dass ihr Kind sich immer mehr abkapselt und zurückzieht, einen bedrückten Eindruck macht und wirklich über Stunden mit scheinbar unsinnigen Handlungen befasst ist, sollten sie unbedingt aktiv werden! Um eine Chronifizierung zu vermeiden, ist nun schnelle Hilfe dringend anzuraten, beispielsweise durch einen spezialisierten Kinder- und Jugendpsychiater.

Auch bei Kindern ist die bevorzugte Therapieform die kognitive Verhaltenstherapie, wobei die Exposition mit Reaktionsmanagement (ERM) bzw. Reaktionsverhinderung im Zentrum steht. Dabei werden die Kinder unter Anleitung des Therapeuten gezielt mit ihren Ängsten konfrontiert und erleben, dass die befürchteten Katastrophen gar nicht eintreten – selbst wenn sie das Schutzritual nicht ausführen. Unterstützend sind die Eltern dazu angehalten, diese Konfrontationen auch im normalen Alltag zu üben.

Eine vielfach gestellte Frage ist die nach den

Ursachen für das Auftreten einer Zwangsstörung bei Kindern und Jugendlichen. Offenbar scheint es einen genetischen Zusammenhang zu geben, denn Kinder von Eltern mit einer Zwangserkrankung leiden häufiger selbst an Zwängen. Inzwischen geht man allerdings von mehrere Ursachen aus. Beispielsweise scheinen der elterliche Erziehungsstil sowie allgemein traumatische Erlebnisse ebenfalls eine wichtige Rolle bei der Entstehung zu spielen.

Fachleute bestätigen, dass Zwänge begünstigt werden, wenn Eltern entweder sehr ablehnend im Umgang mit dem Kind sind sowie häufig strafen oder wenn sie sehr stark kontrollieren und zu Überbehütung neigen. Ein derart negativer Erziehungsstil konnte bei Tests auch durch die Geschwister der Betroffenen bestätigt werden; dennoch wird das Thema Erziehung als möglicher Auslöser noch immer kritisch diskutiert. Bekannt ist aber, dass traumatisierende Situationen, etwa der Tod eines nahen Angehörigen, wichtige Trigger für eine Zwangsstörung bei Kindern und Jugendlichen darstellen können. Nach einer neueren Studie scheinen auch Hirnprozesse eine wesentliche Rolle bei diesen Verhaltensweisen zu spielen, bei denen Glutamat und Insulin-Signalgebung im Zentrum stehen. Aktuell wird nach Behandlungsmöglichkeiten geforscht, die diese Ergebnisse aufgreifen.

Wie auch immer die Ursache ist: Schnelle Hilfe bei kindlichen Zwangserkrankungen tut unbedingt not, denn im schulischen Umfeld stoßen die Kinder und Jugendlichen häufig auf massive Probleme. Nicht nur, dass Zwänge in der Regel eine Leistungsminderung bewirken, beispielsweise weil – ganz banal – das nötige Schlafpensum nicht erreicht wird oder die “Tarnstrategien” so viel Raum einnehmen; diese Erkrankung hat zumeist auch deutliche Auswirkungen auf die soziale Integration des jeweiligen Kindes. Mitschüler und Spielkameraden reagieren vielfach äußerst empfindlich auf die Andersartigkeit des erkrankten Kindes, die Folgen können Ausgrenzung und Mobbing sein. Erfahrungen, die man einem Kind nach Möglichkeit unbedingt ersparen sollte! Generell sind Regelschulen beim Thema Zwangserkrankung leider häufig (noch) überfordert.

Ex und hopp: Behandlungsoptionen bei Zwängen

Hand auf's Herz: **Hast Du bereits Versuche unternommen, Deine Zwänge loszuwerden?** Hey, wer möchte schließlich nicht ein freies Leben führen, in dem man selbst der Bestimmer ist – und nicht irgendwelche Bauchgefühle oder innere Kritiker? Das ist doch das, wovon wir alle letztlich träumen. Doch für jemanden mit einer Zwangsstörung ist das Projekt „wieder Herr bzw. Frau im eigenen Haus" ungleich schwieriger umzusetzen. Denn es ist nicht damit getan, sich eines Abends zu überlegen, ab morgen mache ich xy nicht mehr oder anders. Schön wär's!

Ich meine, wie kläglich scheitern wir alle an unseren guten Silvester-Vorsätzen für das neue Jahr ... Rund 36 Prozent der Menschen (das ist die Mehrzahl übrigens) halten diese Vorsätze gerade einmal einen (!) Tag oder allerhöchstens einen Monat durch. Und da geht es nur darum, ein wenig abzunehmen, sich etwas gesünder zu ernähren oder mehr Sport zu treiben. Also alles Dinge, für die wir nur ein wenig gegen unsere eigene Bequemlichkeit ankämpfen müssten. Gegen Zwänge anzugehen, ist da schon noch eine Nummer härter. Im Ernst, denn dies ist immerhin eine echte Erkrankung!

Deshalb scheitern so viele Menschen mit einer Zwangserkrankung mit ihren Änderungsversuchen, denn hier ist es nicht damit getan, einfach einen guten Vorsatz zu fassen und diesen dann in die Tat umzusetzen. Da spielt das Gehirn leider nicht mit. **Zwänge bekommst Du nur in den Griff, wenn Du weißt, mit welchen Methoden Du erfolgreich dagegen angehen kannst und musst. Und auch dann ist immer noch Durchhaltevermögen gefordert.**

Je nach Schwere der Erkrankung ist häufig eine Psychotherapie das A und O, um eine positive Wende hinzubekommen. Ich hatte ja bereits erwähnt, dass die Mehrzahl der Zwangserkrankten zwischen sieben und zehn Jahren wartet, ehe sie ernsthaft etwas unternimmt. Durch die lange Zeit haben wir es dann mit einer Chronifizierung der Zwänge zu tun. Das ist natürlich denkbar ungünstig, denn chronisch bedeutet leider auch, dass man solche Erkrankungen nicht mehr komplett loswird. Allerdings besteht dann immer noch die Möglichkeit, sie so positiv zu beeinflussen, dass der Betroffene damit künftig gut leben kann und sein Leiden drastisch reduziert wird.

Solltest Du mit dem Gedanken an eine Psychotherapie liebäugeln, so achte darauf, dass Du Dir möglichst einen Therapeuten suchst, der die kognitive Verhaltenstherapie zur Behandlung einsetzt. Dieses Verfahren ist, wie diverse Studien belegen, das wirkungsvollste Mittel bei einer Zwangserkrankung. **Dabei liegt der Fokus weniger darauf, dass Dein komplettes Leben durchleuchtet wird, sondern Deine Zwänge stehen im Zentrum des Ganzen.** Dazu wird das sogenannte Expositionstraining eingesetzt, bei dem Du nach entsprechender Vorbereitung und unter Anleitung des Therapeuten nach und nach mit Deinen Ängsten und Zwängen konfrontiert wirst. Vielleicht sollst Du lernen, ein benutztes Glas anzufassen, ohne Dir danach die Hände zu waschen. Möglicherweise erfolgt die Reizkonfrontation aber nur in Gedanken. Welche Übung und welche Art und Weise der Reizkonfrontation auch gewählt wird, der Hintergedanke dabei ist stets, dass Du die Situation durchstehst und feststellst, dass Du nicht erkrankst oder dass Deinen Angehörigen nichts Furchtbares geschieht, obwohl Du Dein sonst für die Neutralisation zuständiges Ritual nicht durchführen kannst. Dadurch kann Dein Gehirn umlernen; zudem begreifst Du, dass Deine Angst und Dein Stress nachlassen – von alleine. Eine unglaublich wichtige und entlastende Erfahrung.

Wie Du bereits weißt, spielt unser Gehirn generell eine sehr bedeutende Rolle, wenn es um Zwänge geht. Deshalb kann es sinnvoll sein, geeignete Medikamente einzunehmen. Diese können Dir helfen, weil sie den Hirnstoffwechsel und die Reizleitung zwischen den Nervenbahnen positiv beeinflussen. In der Regel kommen Mittel zum Einsatz, die ebenfalls sehr effektiv bei Depressionen wirken. In beiden Fällen geht es schließlich in erster Linie darum, Gedankenspiralen zu unterbrechen. Je nachdem welcher Wirkstoff enthalten ist, sind die modernen Anti-Depressiva (die sogenannten SSRI – Selective Serotonin Reuptake Inhibitor) zudem antriebssteigernd, was Dir wiederum dabei helfen wird, die Zwangsrituale zu unterlassen.

Insofern kann es durchaus Sinn machen, parallel zu einer Therapie entsprechende Medikamente zur Unterstützung zu nehmen. Denn in vielen Fällen ist ohne sie ein effektives Umlernen zumindest am Anfang nicht möglich. Natürlich ist es immer Dir selbst überlassen, ob Du Dich dafür entscheidest, aber hab bitte keine Angst, falls Dein Therapeut den Einsatz von Medikamenten probeweise vorschlägt! Für viele Menschen ist es sogar eine absolute Erleichterung, wenn die Wirkung einsetzt und sie vielleicht ihr altes, gesünderes Ich zurückbekommen.

Ein wichtiger Bestandteil einer

Verhaltenstherapie ist neben der Reizkonfrontation die Arbeit an den eigenen Annahmen. Diese sind bei Zwangsstörungen häufig völlig irrational. Der Patient bzw. die Patientin soll daher einerseits dazu befähigt werden, die Annahmen kritisch zu überprüfen, und andererseits sie bei Bedarf zu korrigieren. Wenn jemand beispielsweise davon überzeugt ist, dass er durch das Betreten einer Fuge zwischen zwei Gehwegplatten den Tod eines Menschen verursacht, so wird dieser Gedanke mit dem Therapeuten zusammen analysiert. Woher kommt er? Was besagt er? Ist er wahr oder falsch? Wie hängt er mit den Emotionen zusammen, die ich dabei empfinde? Im nächsten Schritt lernt der Patient sich selbst zu sagen, dass es sich dabei stets nur um einen Gedanken handelt – und nicht um eine Tatsache. Magisches Denken wird also aufgespürt und entzaubert.

Weitere Punkte, die zur Sprache kommen, sind z.B., wieso ich so ein starkes Sicherheitsbedürfnis habe und mir selbst eher wenig traue (Wieso ist es für mich eigentlich so wichtig, meine Rituale immer komplett und vollständig durchzuführen?) und Perfektionismus (Wieso gehe ich mit den

Fehlern anderer gnädig um, glaube aber, dass meine Fehler immer Katastrophen hervorrufen?).

Da Menschen mit einer Zwangsstörung sich so sehr bemühen, diese vor der Welt zu verstecken, entsteht leicht der Eindruck, der einzige „Verrückte“ mit „so etwas“ zu sein. Deshalb kann die **Teilnahme an einer Gruppentherapie oder bei einer Selbsthilfegruppe** (gibt es inzwischen nahezu in jeder größeren Stadt!), eine enorme Entlastung darstellen, denn hier triffst Du auf Menschen, die ähnliche Erfahrungen gemacht haben wie Du oder noch machen. Dadurch merkst Du, dass Du nicht alleine mit diesem Problem bist und das ist unglaublich befreiend.

Natürlich kannst Du auch selbst versuchen, Deine Zwangshandlungen und -gedanken in den Griff zu bekommen! Wichtig ist es dann, eine praktikable Methode zu wählen, die Dir wirklich hilft und die Du auch gut alleine bewältigen kannst. Genau so ist das **nachfolgende Schritt-für-Schritt-Programm** zusammengestellt, das auf den Grundsätzen der kognitiven Verhaltenstherapie basiert. Genauer gesagt folgen die Übungen dem Schema der metakognitiven Therapie, die eine Art Unterkategorie der bewährten Verhaltenstherapie darstellt. Die MKT wurde in den letzten Jahren im Universitätsklinikum Hamburg-Eppendorf, in der Klinik für Psychiatrie und Psychotherapie entwickelt und wird dort tagtäglich in der Arbeit mit den Patienten genutzt.

Sie ist ein **bewährtes Mittel, um die kognitive Umstrukturierung zu schaffen und sich neue Lebensqualität zu sichern**.

Lust, dem Ganzen eine Chance zu geben?

Super, dann legen wir los!

Kampf dem Zwang: Mit diesen Übungen schaffst Du es!

Die Zwänge endlich in den Griff bekommen – das ist der Traum von vielen Betroffenen. Auch wenn Zwangsstörungen sehr hartnäckig sein können und Menschen oftmals sehr lange begleiten, ist dies dennoch nicht unmöglich. Während früher in den Therapien generell vor allem auf eine Reizkonfrontation gesetzt wurde, bei der das Zwangsverhalten unter Kontrolle gebracht werden sollte, geht man inzwischen bei Erwachsenen eher einen anderen Weg. **Das metakognitive Training aktiviert einen bewussten Umgang mit den Zwängen, denn letztlich ist unser Verstand das**

beste Mittel, um sie zu überwinden. Insofern sind die Übungen am effektivsten, bei denen Du lernst, Deine Zwänge als das zu erkennen, was sie eigentlich sind – Gedanken. Nichts als Gedanken.

Hast Du begriffen, dass selbst die schlimmsten Katastrophen, die Du Dir ausmalen kannst, nichts anderes sind als Gedanken (und damit irreal), **so liegt es in Deiner Macht, ob Du solche Gedanken weiterdenkst oder sie „zu den Akten legst"**. Du kannst Dich von ihnen dann nämlich distanzieren und wirst somit vom „Beifahrer" wieder zum Piloten Deines Verstandes und letztlich Deines gesamten Lebens.

Bitte hab keine Angst vor den Übungen und Aufgaben! Sie sind absolut schaffbar. Du wirst feststellen, dass es zunächst mit einigen Vorstellungsübungen losgeht und sich das Ganze erst nach und nach steigert, nämlich dann, wenn Du ebenfalls bereits mutiger und selbstbewusster geworden bist.

Arbeite die Übungen bitte sorgfältig durch! Lass keine aus, denn alle liefern Dir wertvolle und wichtige Erfahrungen, die bei Deiner

„Umprogrammierung“ hilfreich sind. Es macht durchaus Sinn, eine nach der anderen zu bearbeiten. Aber wenn Du Dir lieber spezielle Aufgaben zuerst herausgreifen möchtest, dann ist dies ebenfalls möglich.

Und nun viel Spaß mit Deinen neuen Erfahrungen!

Übung 1: Vermeidungsverhalten erkennen

Du kennst es sicher, bei Zwangsstörungen neigt man dazu, immer mit „Netz und doppeltem Boden“ zu arbeiten – aus Angst, sonst Katastrophen auszulösen. Man traut sich selbst nicht und braucht Rituale, um ganz sicher zu gehen, dass der Herd aus ist, die Tür zu, man niemanden versehentlich verletzt hat o.ä.

Genau dieses Sicherheits- und Vermeidungsverhalten zu kennen, ist ein ganz wichtiger Schritt zur Bewusstwerdung. Genau darum dreht sich diese erste Übung.

Als Beispiel: Ein Mann fährt mit seinem Auto durch die City. Er fährt über etwas drüber und es rumpelt stark. Sofort durchzuckt ihn siedend heiß der Gedanke, er könnte jemanden überfahren haben. Was sind seine Möglichkeiten?

- Er schaut sofort in den Rückspiegel und prüft, ob jemand auf der Straße liegt.
- Er schaltet den Verkehrsfunk ein und lauscht auf Sirenen.

- Bei der nächsten Gelegenheit wendet er und fährt zu dem Ort zurück. Dort schaut er sich um, ob Leute zusammenstehen und vielleicht irgendwo ein Notarztwagen ist.
- Er ruft später bei der Polizei an und erkundigt sich, ob es an der Stelle einen Unfall gegeben hat.
- Er vermeidet künftig diese Straße.
- Er lässt künftig das Auto zu Hause stehen und fährt lieber mit Bus und Bahn, um niemanden zu gefährden.
- Er bleibt künftig immer zu Hause.

Jetzt bist Du dran:

Worauf verzichtest Du in Deinem Leben aus Angst davor, dass Deine Zwangsgedanken oder -handlungen aktiviert werden?

Übung 2: Sicherheitsvorkehrungen: Damit es keine Elefanten regnet!

Eine kleine Geschichte zur Erläuterung: In der Bahn sitzt ein Mann, der ständig mit den Fingern schnipst. Seine Mitfahrer sind langsam sehr irritiert und auch genervt; schließlich fragt ihn jemand, warum er ständig mit den Fingern schnipst. Die Antwort des Mannes: „Damit es keine Elefanten regnet." – „Aber das tut es doch gar nicht!" Darauf nicht der Mann und sagt: „Ja, eben, es funktioniert."

Bei Zwängen ist es ähnlich. Es wird ein Sicherheitsverhalten installiert, das Dinge aufhalten soll. Nur, dass diese Dinge ohne die Sicherheitsvorkehrungen höchstwahrscheinlich sowieso nicht eingetreten wären … Aber das ist eine andere Geschichte.

Überleg Dir bitte, welche Sicherheitsvorkehrungen Du triffst, um Situationen durchzustehen, die die Zwänge triggern?

Übung 3: Goodbye Zwänge!

Überlege Dir bitte mal in Ruhe, was genau Dich an Deinen Zwängen stört. Was soll künftig in Deinem Leben anders laufen? Schreibe einen Abschiedsbrief an Deine Zwänge und erkläre ihnen, warum sie gehen dürfen oder müssen. Bedanke dich bei ihnen, denn sie haben ihre Arbeit vollendet. Dann verabschiede Dich von ihnen.

(Ganz entscheidend: Sei bitte wirklich ehrlich Dir selbst gegenüber!)

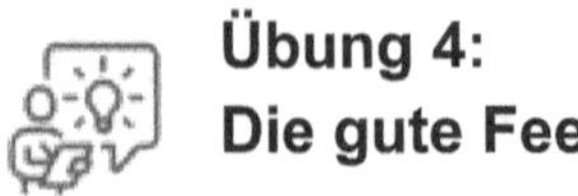

Übung 4: Die gute Fee

Manchmal ist es schwierig, genau zu sagen, was man in seinem Leben konkret ändern möchte. Hier kann Dir diese Übung wichtige Impulse geben.

Stell Dir einmal vor, Du hattest nachts Besuch von einer guten Fee. Sie hat Dir den Gefallen getan und mit ihrem Zauberstab Dein größtes Problem in Luft aufgelöst – doch Du hast es natürlich nicht mitbekommen. Als Du am nächsten Morgen aufwachst, fühlt sich zunächst alles genauso an wie immer. Überlege Dir bitte, woran Du als erstes merkst, dass Dein Problem weg ist. Wie verläuft der Tag ohne dein Problem?

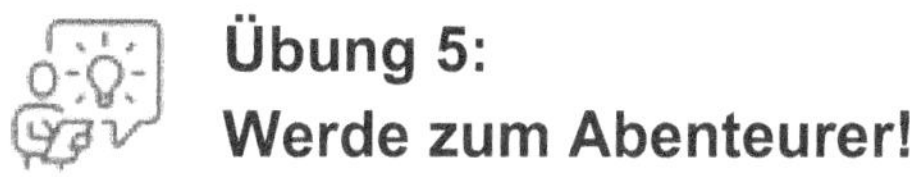

Übung 5:
Werde zum Abenteurer!

Hand auf's Herz: Was hat es Dir gebracht, Dein Leben durch Ängste und Zwänge bestimmen zu lassen? Vermutlich hast Du immer mehr Dinge aufgegeben, die Dir eigentlich mal Spaß gemacht haben – oder Dinge, bei denen Du Dir vorstellen könntest, dass sie Spaß machen. Durch das Vermeidungsverhalten, das Du ja bereits genauer kennengelernt hast, engt sich das Leben in der Regel immer mehr ein. So sehr, dass manche Zwangserkrankte schließlich gar nicht mehr aus dem Haus gehen können. Der Stress ist einfach zu groß, etwa weil die Rituale beim Verlassen der Wohnung oder bei der Rückkehr zu viel Zeit und Energie in Anspruch nehmen …

Ok. Den Zwängen und Ängsten nachgeben bedeutet also einen erheblichen Verlust an Lebensqualität für Dich. Das siehst Du vermutlich auch so?

Wie wäre es, wenn Du stattdessen einfach anfängst, Deine Grenzen wieder etwas auszuweiten? Indem Du da und dort „über die Stränge schlägst" und einfach mal ausprobierst, was passiert, wenn Du die Zwangsgedanken mal etwas länger aushältst. Oder testest, was geschieht, wenn Du in einer Kleinigkeit „schluderig“ bist oder gar etwas weglässt?

Kurzum: Sieh Dich einfach mal als eine Art Abenteurer. Jemanden, der eine neue Welt erobert. Sei ein wenig wie Christoph Kolumbus, als er 1492 lossegelte, um die Passage nach Indien zu finden und stattdessen Amerika entdeckte.

Ich verspreche Dir, das Gefühl, mit dem Du für Deinen Wagemut belohnt wirst, wird unvergleichlich sein! Und es wird Deinem Gehirn zeigen, dass so ein Regelbruch gar nicht so furchtbar ist. Das Gute dabei: Mit jedem kleinen Verstoß gegen Deine Tabus wird das Ganze leichter und Du wirst Dich freier fühlen. Das ist entscheidend, um das immens ausgeprägte Sicherheitsbedürfnis bei Menschen mit einer Zwangsstörung ein wenig aus den Angeln zu heben.

Deine nächste Aufgabe daher: Stelle Dich so viel wie möglich genau den Situationen, die Dir eigentlich Angst machen. Beobachte dabei genau, wie Dein Körper reagiert. An welcher Stelle im Körper Empfindungen auftauchen, in welcher Intensität. Bleiben sie durchgehend gleich stark oder verändern sie sich?

Bitte achte aber darauf, dass Du beim Konfrontationstraining die Regeln für ein wohldefiniertes Ziel beachtest. Diese folgen den SMART-Kriterien:

- S – spezifisch (Bitte keine vagen Formulierungen, definiere Dein Ziel so konkret wie irgend möglich.)
- M – messbar (Woran kannst Du festmachen, dass Du das Ziel erreicht hast?)
- A – akzeptiert/ attraktiv/ aktionsorientiert (Das Ziel muss für Dich „sexy“ sein, sinnvoll sowie positiv formuliert, also ohne Wörter wie nie oder nicht.)
- R – realistisch (Das Ziel muss auch tatsächlich erreichbar sein.)
- T – terminiert (Lege einen Zeitpunkt fest, an dem das Ziel erreicht sein soll.)

Und jetzt: Freie Fahrt für Deine Abenteuer in unbekannten Gewässern!

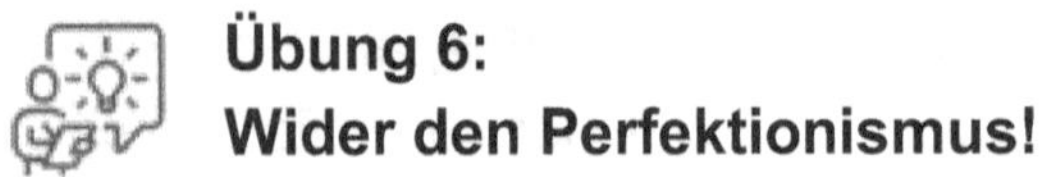

Übung 6: Wider den Perfektionismus!

Ist Dir schon einmal aufgefallen, wie streng Du mit Dir selber ins Gericht gehst? Das ist typisch bei Menschen mit einer Zwangsstörung; sie gehen immer davon aus, dass sie ihren Sinnesorganen und Wahrnehmungen nicht trauen können. Deshalb müssen sie so oft kontrollieren, ob sie auch wirklich die Tür verschlossen haben, sich die Hände richtig gewaschen haben, niemanden verletzt haben o.ä.

Die entscheidende Frage ist dabei: Warum traust Du Dir selbst so wenig und gehst im Gegenzug mit anderen Menschen so viel milder um? Hier solltest Du dringend Deine eigene Beobachtung schulen und nachjustieren. Deshalb ist diese Übung zweiteilig.

<u>Teil A</u>

Sicherlich gibt es andere Menschen, die Du sehr gerne magst, die Du schätzt und bewunderst. Nimm Dir bitte einmal die Zeit und beobachte sie genauer. Notiere, wenn sie Fehler machen. Was passiert? Was lief falsch?

Besonders wichtig: Achte unbedingt darauf, wie diese Personen mit Fehlern umgehen. Was bedeutet das für sie?

Teil B

Jetzt bist Du an der Reihe! Mache absichtlich etwas falsch. Was zieht das tatsächlich für Konsequenzen nach sich? Beobachte bitte genau, ob die Fehler wirklich Katastrophen auslösen.

PS: **Konfuzius sagt dazu übrigens:**
Wer sich seiner Fehler schämt, macht sie zu Verbrechen.

Übung 7
Stigmatisierung: Werde zum Erklär-Bären!

Warum schämst Du Dich Deiner Zwänge? Hast Du Angst, dass andere Menschen Dich negativ beurteilen könnten? Dass sie Dich vielleicht für einen „Looser“ oder „Schlaffi“ halten? Tatsächlich ist die Stigmatisierung von Menschen mit psychischen Problemen und besonders mit Zwangsstörungen eher die Folge davon, dass „Normalos“ oftmals große Angst vor dem Thema haben. Auch hier gilt die Devise: Was ich nicht kenne, ist mir erstmal unheimlich. Und psychische Erkrankungen haben die Angewohnheit, dass man sie nicht sehen/ hören/ riechen/ fühlen/ schmecken kann.

Das ist aber noch lange kein Grund, sich zu verstecken! Das würde ein Mensch mit einem Gips ja auch nicht tun.

Verkriech Dich also nicht länger, sondern werde offensiv!

Diese Aufgabe lautet daher:

Denk Dir bitte aus, wie Du einem

Gesprächspartner Deinen Zwang beschreiben kannst. Überlege, welche Formulierung angemessen ist und auch für deine Mitmenschen gut verständlich.

Feile ruhig eine Weile an den Formulierungen! Und dann übe diesen Text, damit Du ihn bei Bedarf parat hast.

Übung 8
Lächeln: Zeige Deinem Zwang die Zähne

Je wütender Du auf Deinen Zwang bist und je mehr Du ihn unterdrücken willst, desto nachhaltiger meldet er sich zu Wort. Das ist typisch. Was kannst Du stattdessen tun? Akzeptiere ihn. Ja, im Ernst! Betrachte den Zwang einmal möglichst neutral und gründlich. Hat er vielleicht sogar ursprünglich mal als etwas angefangen, das Dir helfen wollte?

Werde Dir klar darüber, dass der Zwang nur eine Stimme in Deinem Kopf ist. Diese Stimme und die Gefühle, die sie begleiten, sind leider nicht die besten Berater, denn durch sie entsteht Angst.

Nimm Dir bitte Stift und Zettel und überlege Dir eine positive Affirmation, um mit dem Zwang umzugehen.

Eine Affirmation ist eine positive, bejahende Formulierung, die sich positiv auf Dein Selbstbewusstsein auswirkt, wenn Du sie zu Deinem neuen Lebensmotto machst. Beispielsweise:

- Ich erlaube mir, jeden Tag mutiger zu werden.
- Ich bekomme immer mehr Spaß daran, meine Zwänge hinter mir zu lassen.
- Es ist gut für mich, meine Regeln zu brechen.

Und jetzt Du: ☺

Übung 9
Depressionen: Schluss mit traurig!

Mal ganz ehrlich: Fühlst Du Dich oft wie ein Versager? Bist Du niedergeschlagen und mutlos, weil Du den Eindruck hast, dass Du ja doch zu schwach bist, um gegen die Zwänge anzugehen? Und egal was Du tust – es funktioniert nichts? Nie. Bei Dir geht einfach immer alles schief!

Beschimpfst Du Dich zusätzlich in Gedanken auch noch als Trottel, Idioten, Versager o.ä.?

Dann solltest Du dringend etwas dagegen tun. Denn solche negativen Gedanken und Gefühle stehen häufig am Beginn einer ausgewachsenen Depression. Es ist von entscheidender Bedeutung, dass Du Deine inneren Selbstgespräche umpolst und wieder einen Blick für die positiven Ereignisse und Begebenheiten in Deinem Leben bekommst. Aus diesem Grund bekommst Du dieses Mal wieder zwei Aufgaben.

Teil A

Vermeide es bitte ab sofort, die Begriffe „immer“ und „nie“ zu verwenden! Sie sind streng verboten. Denn ein alter Spruch unter Therapeuten lautet: Immer und nie stimmt nie!

Das mache ich IMMER falsch oder: Ich habe das noch NIE richtig gemacht ist – mit Verlaub – Quatsch.

Des Weiteren ist die Benutzung von kränkenden Bezeichnungen für Dich selbst ab sofort ein totales No-Go! Und bitte bleibe konkret! Wenn Du die Schraube nicht in die Wand bekommst, bist Du kein Volltrottel, der nichts richtig hinbekommt. Nein, Du hast gerade ein wenig Probleme mit der Schraube. Vielleicht, weil das Gewinde nicht mehr richtig greift oder Du gerade nicht das richtige Werkzeug zur Hand hast.

Merkst Du etwas? Ja, das fühlt sich gleich ganz anders an. Es ist eine Fähigkeit, die dir vielleicht fehlt, aber es hat nichts mit deiner gesamten Persönlichkeit zu tun.

Teil B

So schlecht ist Dein Leben garantiert nicht. Führe von jetzt an jeden Tag ein Freudetagebuch. Notiere alle Dinge, über die Du glücklich warst oder Dich gefreut hast.

Blättere hin und wieder in diesem Buch und führe Dir vor Augen, dass Dir auch gute Sachen passieren.

Alternativ kannst Du Dir von nun an morgens auch ein paar getrocknete Erbsen in die eine Hosentasche tun. Bei jedem schönen Ereignis oder freudigem Gefühl tust Du eine der Erbsen in die andere Hosentasche. Wie viele sind es am Abend?

Übung 10: Magisches Denken oder: Jedis gibt es nur im Film!

Menschen mit Zwängen neigen zum sogenannten magischen Denken. Sie glauben, dass sie Macht über Dinge haben. So können sie verhindern, dass etwas Schlimmes passiert, wenn sie den Türgriff immer viermal herunterdrücken. Oder sie glauben, dass die Prüfung schiefgeht, wenn sie den Schreibtisch zu Hause nicht ordentlich zurücklassen. Es kann ebenso vorkommen, dass sie meinen, dass jemand stirbt, wenn sie eine Gehwegplatte aus Versehen übertreten.

Aber: Nur weil man Angst vor etwas hat, heißt das noch lange nicht, dass es auch eintritt! Sonst hätten wir beim Schauen von Gruselfilmen alle ein riesiges Problem …

Weit verbreitet ist auch der Gedanke, dass man in der Lage ist, einem Menschen etwas anzutun, nur weil man dies denken kann. Hierbei handelt es sich um eine Gedanken-Handlung-Verschmelzung; so etwas kann sich ebenfalls auf Objekte beziehen. So bedeutet für manche Menschen mit einem entsprechenden Zwang ein „blasphemischer“ Gedanke in der Kirche, dass diese durch die Person direkt entweiht wurde.

Die Übung lautet in diesem Fall: Lass es uns einfach mal ausprobieren! Such Dir einen Menschen insgeheim aus (sag ihm bitte vorher nichts!!) und probiere mal, wie gut Du bist in Sachen „Jedi-Gedankenkontrolle“. Macht der andere, was Du ihm in Gedanken befiehlst?

(Falls ja: Sag bitte umgehend Bescheid! Das möchte ich auch können! Aber da Krimi-Autoren nicht überdurchschnittlich öfter zum Mörder werden, bin ich noch ziemlich entspannt.)

Im nächsten Schritt bitte ich Dich, magischen oder aggressiven Zwangsgedanken künftig ein Label zu verpassen. Prüfe dafür zunächst, ob es sich bei dem Gedanken um einen wahren/ realitätsbezogenen Gedanken handelt. Wenn nicht, ist es „nur“ ein Gedanke.

Übung 11
Schwacher Selbstwert: Du bist besser, als Du glaubst!

Jemand, der ein psychisches Problem hat, fühlt sich oftmals als Mensch zweiter Klasse. Der Selbstwert ist niedrig, weil er den Eindruck hat, dass mit ihm etwas nicht stimmt und er „nicht richtig im Kopf ist“. Geht Dir das ebenfalls so? Wenn ja, solltest Du die nächste Übung auf gar keinen Fall auslassen!

Diese Aufgabe ist eigentlich ganz einfach: Frage andere einfach mal, was Du in ihren Augen für Stärken hast. Was kannst Du nach deren Ansicht besonders gut, was mögen sie an Dir?

Frage Dich hinterher bitte mal, ob Du die Antworten erwartet hättest.

Übung 12: Gedankenunterdrückung: Mehr statt weniger

Immer wieder wird versucht, unliebsame Gedanken zu unterdrücken. Menschen mit einer Zwangsstörung versuchen das sogar noch viel intensiver als alle anderen. Die schlechte Nachricht: Das funktioniert nicht. Gedanken lassen sich nicht unterdrücken, zumal sie häufig regelrecht automatisiert sind. Sie tauchen nahezu von alleine auf und folgen einem bestimmten, vorgegebenen Schema. Je mehr man sie unterdrücken will, desto nachhaltiger melden sie sich sogar zu Wort. Um sie zu beherrschen, ist eine andere Strategie deutlich erfolgreicher.

Deine Aufgabe:
Wenn Du künftig merkst, dass Du einen speziellen Gedanken hast, der mit Deinen Zwängen zusammenhängt, benenne ihn bitte. Sage Dir also selbst, dass Du gerade einen Gedanken hast. Beobachte ihn – und lass ihn dann weiterziehen.

Du kannst es Dir so vorstellen wie bei einem Telefonat. Du hast einen Anruf und wirst gefragt, was Du gerade denkst. Deine

Antwort könnte so aussehen:

„Ich habe den Gedanken, dass …“

Sehr nützlich, um diese Distanz zu den eigenen Gedanken hinzubekommen, sind auch Vorstellungsübungen. Dabei hast Du die freie Auswahl: Vielleicht möchtest Du Deine Gedanken als eine Art Gewitter sehen, das nach einem intensiven Guss einfach weiterzieht. Oder fühlt es sich für Dich eher an wie Luftblasen in einer Flasche Wasser? Oder ist es für Dich am besten, wenn Du Dir vorstellst, als Zuschauer in einem Theater zu sitzen und das Stück auf der Bühne zu betrachten? Möglicherweise macht es Dir aber auch Spaß, so zu tun, als würdest Du auf einer Brücke über einem Fluss stehen. Deine belastenden Gedanken schwimmen im Fluss und werden mit der Strömung davongetrieben, bis Du sie nicht mehr sehen oder hören kannst.

Im zweiten Schritt kannst Du Deine Aufmerksamkeit dann aktiv auf etwas anderes lenken.

Übung 13: Unrealistischer Pessimismus: Immer ist alles halbleer!

Du kennst das Phänomen sicherlich: Ein Glas kann halbleer oder auch halbvoll sein. Es ist stets eine Frage der Perspektive. Menschen mit Zwängen neigen zu einem stark übersteigerten Pessimismus, d.h. das Glas ist grundsätzlich immer fast leer – egal wie voll es wirklich ist. Sie denken immer in Katastrophen und gehen stets davon aus, dass das Schlimmste eintrifft.

Deine Aufgabe:
Lerne gezielt umzudenken. Bekomme wieder den Blick frei dafür, dass es in der Realität neben tiefschwarz noch eine Menge mehr Farben gibt. Um auch Grautöne und sogar weiß wieder wahrzunehmen, ist eine Visualisierungsübung gut geeignet, die De-Catastrophizing genannt wird. Sie ist schnell erklärt:
Male Dir zu einem Deiner typischen Gedanken-Szenarios einmal die schlimmstmögliche Entwicklung der Katastrophe aus. Du darfst dabei nach Herzenslust in den negativen Details schwelgen! Je mehr Einzelheiten das Bild

hat, desto besser. Arbeite mit allen Sinnen, was siehst, hörst, riechst, fühlst und schmeckst Du, während die Katastrophe ihren Lauf nimmt?

Wenn Du diese Entwicklung bis zum Ende durchlitten hast, schalte bitte einmal ganz krass um. Jetzt malst Du Dir bitte einmal aus, wie die Angelegenheit ausgehen würde, wenn alles wirklich absolut perfekt laufen würde! Gehe auf sämtliche Aspekte des Ereignisses ein. Hole Dir dazu auch ruhig noch weitere Informationen. Dieses Szenario durchlebst Du bitte ebenfalls vollständig. Versuche nicht, es bereits zu bewerten.

Im Anschluss folgt dann Schritt Nummer drei: Male Dir nun aus, wie das Ereignis am wahrscheinlichsten ausgehen wird. Vermutlich läuft es in dieser Version nicht perfekt, aber mit Sicherheit endet es nicht annähernd so furchtbar wie in Deiner Katastrophenvariante. So ist die Realität, sie ist eher so ein Mittelding.

Ergänzend kannst Du andere Personen fragen, wie sie den Ausgang der Situation oder das Ereignis sehen würden.

Übung 14: Grübeln: Aus dem Karussell aussteigen

Fast 90 % aller Menschen mit einer Zwangsstörung leiden unter quälenden Grübelgedanken, die in einer Endlosschleife ablaufen. Es gibt kaum etwas Zermürbenderes! Typischerweise sind dies vorwiegend sorgenvolle Gedanken, in denen es darum geht, wieder einmal womöglich einen Fehler begangen oder sonst wie gegen die eigenen strengen Regeln verstoßen zu haben. Teilweise sind sie aber auch vergangenheitsbezogen, dabei steht dann die Frage nach dem „Warum?“ im Zentrum. Beispielsweise: Warum habe ich damals nicht dieses oder jenes getan/ nicht getan?

Das fortwährende Grübeln ist äußerst belastend, denn es taucht nicht nur tagsüber auf und bindet so einen Großteil der gedanklichen Kapazitäten (auch im Job, was zu Fehlern führt), nein, es raubt den Betroffenen nachts häufig den Schlaf. Sie kommen so über Stunden nicht zur Ruhe und am nächsten Morgen fühlen sie sich wie vom Panzer überfahren. Das jedoch macht die Gesamtsituation nicht besser.

Deine Aufgabe:

Es ist von entscheidender Bedeutung, dass Du schnelle und effiziente Möglichkeiten findest, um dem Grübeln Einhalt zu gebieten. Denn Du brauchst garantiert dringend mal wieder Atempausen. Zwei Varianten sind besonders praktikabel und lassen sich in zahlreichen Situationen gut und schnell einsetzen.

Der Klassiker ist das Stopp-Schild: Wenn Du Dich wieder beim Grübeln ertappst, sage laut (oder auch in Gedanken, wenn gerade jemand dabei ist) „Stopp!“ zu Dir. Stelle Dir dabei ruhig das entsprechende weiß-rote Verkehrsschild vor. So unterbrichst Du Deine Grübelgedanken. Noch nachhaltiger funktioniert das Ganze, wenn Du zugleich mit dem Stopp! etwas Ungewöhnliches tust, etwas, das Dich völlig aus dem Konzept bringt. Du kannst beispielsweise direkt vor deinem Gesicht 3x laut in die Hände klatschen oder in die Knie gehen und quakend herumlaufen. Oder Du steckst Dir einen Finger ins Ohr und drehst Dich mit einem lauten Lalala! mehrmals um Dich selbst. Zusätzlich kannst Du auch in Deiner Wohnung und am Arbeitsplatz ausgedruckte Stoppschilder anpinnen. Ein Blick darauf wird

Dich sofort wieder aus den automatischen Gedanken reißen.

Ähnlich gut funktioniert auch eine spezielle Körperübung, die schnell erklärt ist: Stehe auf, drehe Deinen linken Arm rechts herum. Dann drehst Du den rechten Arm links herum, im Anschluss hebst Du ein Bein an und lässt es kreisen. Und? Hattest Du noch Zeit zum Grübeln? Nein? Siehst Du!

Übung 15: Übertriebene Verantwortung: Du bist nicht an allem Schuld

Neigst Du auch dazu, Dir selber immer die Verantwortung an allem zuzuschieben? Wenn etwas nicht klappt oder nicht so läuft, wie es sollte? Dann bist Du in bester Gesellschaft, denn das ist ein typisches Phänomen bei Menschen mit einer Zwangsstörung. Sie gehen automatisch davon aus, dass sie der Verursacher sind.

Deine Aufgabe ist hierbei sogar dreiteilig:

Teil A

Frage Dich bitte einmal selbst, ob für Dich tatsächlich andere Maßstäbe gelten als für den Rest der Menschheit? Warum?

Teil B

Wenn Du Dich mal wieder in einer Situation wiederfindest, wo Du glaubst, dass Du die Schuld trägst: Was würdest Du einem Freund raten, der in die gleiche Situation gerät?

Teil C

Erstelle bitte ein Tortendiagramm, indem Du einträgst, wer jeweils wieviel Schuld an der

Situation trägt. Achte unbedingt darauf, Deine Verantwortung realistisch einzustufen! Welchen Anteil haben Umweltfaktoren, dass es nicht wie gewünscht geklappt hat? Wie viel Schuld hatten andere Personen?

Übung 16: Aufmerksamkeitslenkung: Gönne Dir eine Pause

Wenn die Zwänge einen im Griff haben, dann verengt sich auch der Blick dieser Person. Alles, das ganze Leben, die Umwelt wird nur noch durch die „Brille des Zwangs" wahrgenommen. Sprich: Alles wird stets und immer auf den persönlichen Reiz hin gescannt, um schnellstmöglich reagieren zu können.

Die Aufgabe:
Setze gezielt einen Gegenreiz, der Dich ablenkt! Damit das funktioniert, solltest Du aber stets einen anderen Reiz der gleichen Kategorie verwenden. Wenn also Dein Auslöser ein spezieller akustischer Reiz sein sollte, dann lenke Dich z.B. mit Musik oder Tönen anderer Art ab. Wirst Du visuell getriggert, dann richte Deine Aufmerksamkeit auf einen anderen optischen Eindruck.

Vielleicht hast Du schon einmal von der Behandlung eines Tinnitus (Ohrgeräusch) gehört. Hierbei wird der Ton im Ohr gezielt mit einem anderen Ton bekämpft, damit das Geräusch damit quasi überlagert wird. Die

Erfolgsquote ist bemerkenswert hoch.

Übung 17: Assoziationsspaltung: Neue Wege bahnen

Du kannst Dir sicher vorstellen, dass bei Menschen mit einer Zwangsstörung bestimmte neuronale Bahnen im Kopf besonders häufig genutzt werden, schon durch die ständigen Gedanken rund um das eine Thema. Geht ein Reiz in der Sendezentrale ein, so werden natürlich bevorzugt diese Datenleitungen genutzt – mit den entsprechenden Konsequenzen (z.B. einem sehr einseitigen Denken).

Du kannst Dir das wie einen Aufenthalt im Dschungel vorstellen: Du hast einen Weg zum nächsten Wasserloch, den Du schon unzählige Male gegangen bist. Er ist gut ausgetreten, schön breit, es lässt sich bequem darauf gehen. Eine neue Denkweise einzurichten ist damit zu vergleichen, dass Du Dir einen neuen Pfad durch den unwegsamen Dschungel bahnen musst. Er ist holperig, Bäume, Sträucher und Lianen machen das Vorankommen schwer und Du musst richtig ackern, um ihn mit der Machete frei zu machen. Aber wenn Du durchhältst, kommst Du so auf dem kürzesten Weg zu einem 5 Sterne Ferienclub mit All Inclusive vom Feinsten. Viele Menschen verlässt jedoch schnell der Mut und sie benutzen nach den ersten Arbeiten dann doch lieber den Weg zum Wasserloch – „5 Sterne ist ja auch auf Dauer nicht sooo toll“ … Ja, man versüßt sich dann gerne die Kapitulation aus Bequemlichkeit. Leider.

Fakt ist aber: Du kannst gezielt neue neuronale Bahnen installieren und ausgetretene Pfade verlassen. Dabei hilft Dir die folgende Aufgabe.

Teil A

Welches ist Deine persönliche Zwangssymptomatik? Schreibe Dir einen Begriff auf, der für Dein zentrales Thema steht.

Teil B

Jetzt suche Dir bitte wenigstens drei Assoziationen dazu. Vorsicht! Keine, die mit Deinen üblichen Zwängen zusammenhängen! Diese Begriffe sollten neutral oder sogar positiv besetzt sein! Also wenn Du sonst bei weiß bislang immer an z.B. Seifenschaum denkst, wären jetzt weißes Pferd, Brautkleid und Auto eine sinnvolle Option.

Teil C

Verwende die Begriffe immer miteinander, der Zwangsbegriff sollte immer am Beginn der Reihe stehen. Trainiere diese neuen Verknüpfungen mehrmals hintereinander und mehrmals über den Tag verteilt. Minimum sind zehn Minuten täglich.

Bitte achte unbedingt darauf, dass diese neuen Assoziationsketten KEINE Ablenkung von den Zwängen sein sollen. Deshalb solltest Du sie auch auf keinen Fall üben, wenn Du gerade unter akuten Zwangsgedanken leidest.

Ziel ist es vielmehr, Dir künftig mehr gedankliche Optionen und Auswege zu schaffen.

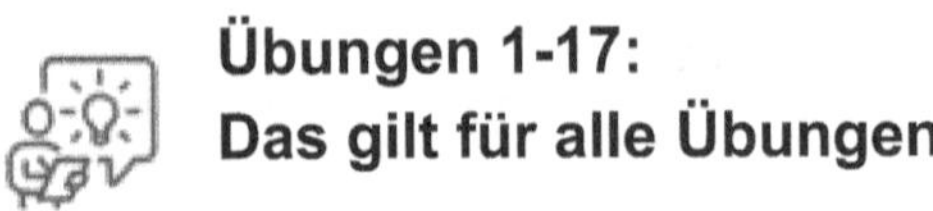

Übungen 1-17: Das gilt für alle Übungen

Zum Abschluss eine Bitte: Es ist wie immer – je mehr und intensiver Du trainierst, desto besser wirkt die Umprogrammierung.

Lass Dich bitte auch nicht direkt entmutigen, wenn sich nicht sofort die wahnsinnigen Erfolge einstellen. Gib Dir bitte Zeit!

Überlege ruhig einmal, wie lange es gedauert hat, bis Deine Zwänge voll entwickelt waren. Da ist es nur logisch, dass man nicht von jetzt auf gleich alles umwerfen kann. Aber grundsätzlich ist es möglich, das Umdenken zu schaffen!

7 goldene Regeln gegen Zwänge!

Super, die Wende im Denken hast Du bereits geschafft! Das ist der entscheidende erste Schritt im Kampf gegen Zwänge. Doch jetzt kommt der nächste – und er ist mindestens ebenso wichtig. Die wahre Kunst im Umgang mit Zwängen ist es nämlich, dass Du auch zukünftig nicht wieder in „schlechte" alte Gewohnheiten zurückfällst und bereits Erreichtes sicherst. Denn bei dieser Erkrankung ist es ein wenig wie bei einer Sucht; die Zwänge lauern weiter still im Hintergrund und hoffen auf eine neue Gelegenheit herauszukommen. Jetzt ist es an Dir, sie ab sofort in Schach zu halten. Dies geht am besten, wenn Du die folgenden Regeln beherzigst:

1. Setz Dich Deinen Ängsten aus!
   Lauf nicht mehr davor weg, sondern konfrontiere Dich ganz bewusst damit.

2. Beobachte Deine Angst/ Anspannung!
   Werde Dir klar darüber, dass Herzklopfen, Beklemmung, Schwitzen, Fahrigkeit etc. nicht lebensbedrohlich sind. Wenn Du 1.000 Meter rennst, reagiert Dein Körper genauso!

3. Unterdrücke Deine Gedanken nicht!
   Dann kommen sie umso mächtiger zurück. Setze Dich mit ihnen auseinander, aber sage Dir stets so etwas wie: „Es ist mein Gedanke, dass …"

4. Mache Dir klar, dass Du Deine Rituale nur ausführst, um Dich zu beruhigen.
   Dieser kurze Moment der Entspannung ist aber unglaublich teuer erkauft! Beobachte, wie lange die Beruhigung überhaupt anhält. Das ist der erste Schritt zur Selbstkontrolle.

5. Unterbrich die Zwangsrituale!

Suche Dir einen Punkt aus und mache einen Cut. Halte die Anspannung aus, überlege Dir, was Dich stattdessen beruhigen könnte. Atemübungen? Visualisierungen? Ein Anruf bei einer Freundin?

6. Gehe achtsam mit Deinen Zwängen um.
   Lerne sie zu beobachten, nimm sie an. Was wollen sie Dir eigentlich sagen bzw. Dir Gutes tun? Verabschiede Dich wieder von ihnen, Du kannst ihnen ruhig danken, weil sie sich so sehr um Dich gesorgt haben.

7. Sorge für Ablenkung!
   Power Dich aus und treibe Sport. Finde ein neues Hobby, geh unter Menschen. Beschäftige Deinen Kopf und Deinen Körper, denn wenn beide zufrieden sind, wird vieles leichter.

Wenn Du diese wenigen Regeln beherzigst, wirst Du sicherlich bald schon feststellen, dass die Zwänge Dich nicht mehr im Griff haben!

Fazit: Du kannst es schaffen!

Du hast es bisher geschafft – klasse! **Das zeigt, dass Du Durchhaltevermögen besitzt und wirklich ernsthaft gegen Deine Zwänge angehen möchtest.** Das ist die allerbeste Basis, um eine nachhaltige Veränderung hinzubekommen.

Falls Du schon länger Probleme mit Zwängen hast, dann kann es sein, dass Du diese nicht wieder vollständig loswirst. Ich hatte ja bereits erwähnt, dass sie stark dazu neigen, unbehandelt chronisch zu werden. Aber auch dann hast Du eine gute Chance, besser mit Deinen Zwangsimpulsen zurecht zu kommen. Möglicherweise werden sie Dich weiterhin begleiten und ein Teil Deines

Lebens bleiben, aber Du kannst lernen, mit diesen Symptomen besser umzugehen. Etwa indem Du Mittel und Wege hast, um Dich nicht mehr so stark durch Stressoren triggern zu lassen. Oder weil Du den Impulsen generell besser widerstehen kannst.

Was Du in jedem Fall gewonnen hast, ist eine andere Haltung der Erkrankung und Dir selbst gegenüber. Du wirst sehen, wenn Du die Scham überwindest, wird das Leben für Dich deutlich entspannter sein und Du wirst es wieder mehr genießen können. Vielleicht bist Du auch überrascht, wie viel Verständnis Dir die Menschen in Deinem Umfeld entgegen bringen – was wiederum eine große Entlastung sein kann.

Um eins möchte ich Dich abschließend noch bitten: Sieh den Kampf gegen die Zwänge als eine Sache, um die Du Dich im eigenen Interesse kümmern solltest, auch langfristig gesehen. **Frische Dein Wissen immer wieder auf, bleibe wachsam, führe die genannten Übungen immer wieder einmal durch.** Achte darauf, was sich möglicherweise verändert – zum Guten oder auch zum Schlechten. Je schneller Du dann reagierst und gegensteuerst, desto besser bekommst Du schon die ersten Anzeichen in den Griff. Lass Deinen Zwängen nicht wieder so viel Raum in Deinem Leben, erobere es Dir zurück und behalte das Zepter in der Hand!

Und nun wünsche ich Dir viel Erfolg und viel Kraft – Du schaffst das!

Deine Finja

Bonus-Material

Eine Zwangserkrankung ist eine ungemein belastende Angelegenheit – für alle. **Sowohl für den Betroffenen selbst als auch seine Angehörigen**, zumal Letztere häufig zu einer Art „Gehilfe“ des Erkrankten gemacht werden.

Eins ist dabei für alle gleich: sie leiden unendlich unter den Zwängen. Dabei ist es unerheblich, ob der von der Zwangsstörung eigentlich Betroffene diese komplett offen ausagiert oder die Scham ihn „insgeheim“ agieren lässt. Für die Angehörigen ist es eine qualvolle Erfahrung, weil sie nicht wissen, wie sie helfen könnten und sich womöglich noch in ständigen erbitterten

Auseinandersetzungen mit dem Erkrankten befinden. Ohne zu wissen wieso.

Wer den Eindruck hat, unter dem Druck der Zwänge zusammenzubrechen, sollte sich **nicht scheuen, kompetente Hilfe zu suchen! Sei es als Betroffener oder als Angehöriger.** Wenn die Last zu viel wird, ist es entscheidend, so schnell wie möglich geeignete Unterstützung zu erhalten.

Das nachfolgende Bonusmaterial wurde genau aus diesem Grund angefügt. Hier findest Du **wichtige Adressen**, **wenn Du als Betroffener Hilfe und Unterstützung im Kampf gegen Deine Zwänge benötigst.** Andererseits erhalten **auch Angehörige kurze und knackige Informationen zum besseren Verständnis der Zwangserkrankung sowie Tipps**, was zu tun ist, wenn sie wirklich helfen wollen. Im Gegenzug ist dieser Abschnitt übrigens auch für Erkrankte wissenswert, denn so haben sie die Gelegenheit, einmal die Perspektive zu wechseln und zu erleben, wie sich die Situation für ihre Angehörigen darstellt.

Was tun, wenn's brennt? - Anlaufstellen

Vielleicht fühlst Du Dich als Mensch mit einer Zwangsstörung unverstanden oder sogar alleingelassen. Isoliert. Zumal Du Dir aus Scham ja selbst gewissermaßen „verboten“ hast, Dein Problem offenbar zu machen. Doch dem ist nicht so! Und wenn der Leidensdruck zu groß werden sollte, gibt es zahlreiche Stellen, an die Du Dich wenden kannst. Die wichtigsten Hilfsadressen habe ich hier für Dich zusammengestellt.

Bitte denke aber stets daran, dass Du dieses Thema auch mit Deinem **Hausarzt** besprechen kannst und solltest! Vielleicht kann er Dir bereits wichtige Impulse geben oder Kontakte vermitteln, etwa durch eine Überweisung an einen **Facharzt** (Nervenarzt, Psychiater). Ebenso kann ein Gespräch mit einem **psychotherapeutischen Psychologen** sehr entlastend und der erst Schritt zum Ausstieg sein.

Bei Notfällen:
Wenn Du glaubst, die Zwänge keinen Tag

länger mehr aushalten zu können, wende Dich bitte umgehend an eine psychiatrische Klinik in Deiner Nähe oder fahre direkt dort hin. Ansonsten steht Dir auch der Notarzt unter der Telefonnummer 112 zur Seite.

Deutsche Gesellschaft Zwangserkrankungen e.V.
Postfach 70 23 34 - 22023 Hamburg
Telefon: (040) 689 13 700
Allgemeine Sprechzeit: Montag bis Freitag von 10:00 bis 12:00 Uhr.
Internetseite: www.zwaenge.de
E-Mail: zwang@t-online.de

Online-Forum für Personen, die an Zwängen erkrankt sind, und deren Angehörige: www.zwangserkrankungen.de

Telefonseelsorge
https://www.telefonseelsorge.de/
Kontakt: 0800/111 0 111 / 0800/111 0 222 / 116 123 (Anruf kostenfrei); per E-Mail und auch per Chat.

Schweizerische Gesellschaft Zwangsstörungen
Patienten-, Angehörigen- und Fachwebsite www.zwaenge.ch

Vor Ort:

Sozialpsychiatrischer Dienst (SpDi)

Die Beratungsstellen gibt es in nahezu jeder größeren Stadt; hier erhalten Menschen mit psychischen Erkrankungen und deren Angehörige Hilfestellung.

Des Weiteren gibt es in den unterschiedlichen Regionen Deutschlands noch weitere **Krisendienste** sowie **Beratungsstellen**, an die man sich wenden kann.

Tipps für Angehörige: Hilfe ja – mit Spielregeln

Das Leben mit Zwängen ist für alle nicht leicht – sowohl für den direkt Betroffenen als auch für die Angehörigen. Denn mittelbar werden Familie, Bekannte, Freunde immer irgendwie in die Zwangsgedanken und Zwangshandlungen eingebunden. Zum Teil wundert man sich nur über gewisse Eigenheiten, etwa dass die Person immer zwei Seifen auf dem Waschbecken stehen hat oder nach dem Essen die Küche immer auf die gleiche Art und Weise wischen muss. Ein Nachfragen oder gar Unterbrechen kann sogar regelrechte Wutausbrüche heraufbeschwören, deren Aggressivität niemand erwarten würde. Wie weit so etwas gehen kann, zeigt ein anderer Fall, der mich persönlich sehr berührt hat: Ein kleines Mädchen kommt mit einer offensichtlichen Verletzung vom Sportunterricht. Der eine Arm ist stark geschwollen, tut weh (später wird sich sogar herausstellen, dass sie sich beim Karate den Unterarm angebrochen hat). Die zwangserkrankte Mutter sieht zwar die Verletzung, aber das Kind muss dennoch sein Bett machen. Weil es gerade “dran” ist.

Die Mutter war nicht in der Lage davon abzuweichen, denn dies gehörte zu den Zwangsritualen, in die sie ihre Familienangehörigen bereits alle einbezogen hatte. Ein besonders bedrückender Fall, der zeigt, welche Auswirkungen Zwänge im schlimmsten Fall für die Menschen im Umfeld haben können.

Angehörige sind häufig lange Zeit ausgesprochen ratlos, weil sie nicht wissen, wie sie mit dem merkwürdig erscheinenden Verhalten des Zwangserkrankten am besten umgehen sollen. **Es dauert meist sehr lange, bis ihnen überhaupt klar wird, dass hier wirklich etwas nicht stimmt.** Schließlich tun die Betroffenen aus Scham alles, was in ihrer Kraft liegt, um das Problem so weit wie möglich zu verschleiern.

Tatsächlich ist der Leidensdruck meist unglaublich groß, denn die Angehörigen werden häufig Teil der Rituale, etwa wenn sie nie als Letzte das Haus verlassen "dürfen" oder sich bei Ankunft zu Hause erst einmal aufwändigen, vorgegebenen Waschungen unterziehen müssen. Leidet der Erkrankte an einer Furcht vor Keimen, kann es passieren, dass dieser seinen Abfall nicht wegräumen kann, wenn der Müll nicht im Eimer, sondern daneben landet. Die Folge: Die Mitbewohner müssen diesen immer aufheben und wegräumen und fühlen sich allmählich regelrecht degradiert zum “Müllmann”. So tragen sie sogar noch dazu bei, dass die Rituale und somit die Symptomatik aufrecht erhalten werden kann. **Sie sind zu einem Teil des Systems geworden und übernehmen teilweise sogar als “Stellvertreter” rückversichernde Handlungen oder solche, die dem Erkrankten überhaupt ermöglichen, sein Zwangssystem aufrecht zu erhalten.** Im Gegenzug wissen die Angehörigen nicht, wie sie besser agieren und wirklich helfen könnten.

Das Grundproblem der Angehörigen ist, dass sie dem Verhalten des Betroffenen letztlich hilflos und machtlos gegenüberstehen. Sie begreifen nicht, warum die Person das alles tut oder alles nach einem merkwürdig erscheinenden System abläuft. Teilweise rütteln auch sie noch einmal am Herd oder an der Klinke der Haustür, um so zu zeigen, dass wirklich alles ordnungsgemäß zurückgelassen wird. Und mit dieser Hilfsbereitschaft, die zugleich der verzweifelte Versuch sein kann, endlose Rituale oder Unsicherheiten abzukürzen, sind sie bereits in eine Falle getappt!

So nehmen sie dem Zwangserkrankten einen Akt ab. Durch die nachfolgende vermeintliche Besserung der Zwangshandlungen wirkt es sogar so, als sei eine Besserung eingetreten – aber das ist ganz und gar nicht so. Im Gegenteil, denn so kann der Betroffene es nur umso besser umgehen, sich mit seinen eigentlichen Problemen und Spannungen auseinanderzusetzen. Das wiederum blockiert eine tatsächliche Besserung.

Hinzu kommt leider ebenfalls, dass Angehörige häufig mit Schuldgefühlen zu kämpfen haben. Sind sie womöglich in irgendeiner Art und Weise Auslöser oder Ursache der Probleme? Dadurch wird dieses Gefühl noch unterstützt, weil es dann so wirkt, als könnten die Gedanken und Rituale im Draußen deutlich besser beherrscht werden als im eigenen Zuhause. Dies hat aber mehr damit zu tun, dass die Rituale meist in engem Zusammenhang mit der vertrauten Umgebung stehen und es außerhalb weniger Anknüpfungspunkte gibt.

Auch wenn das Bedürfnis zu helfen verständlicherweise enorm ist, sollten Angehörige unbedingt auf eins achten: sich und die eigenen Bedürfnisse nicht aus den Augen verlieren! Es ist ganz entscheidend, weiterhin ein aktives Leben zu führen, um selbst gesund zu bleiben. Dies kann ein echter Kampf sein, denn der Erkrankte wird alles tun, um seine Rituale durchführen zu können, gegebenenfalls mit Einbezug der Angehörigen. Hier ist es daher von allergrößter Bedeutung, klare Grenzen zu setzen und nicht nachzugeben. Auch wenn dies Kämpfe nach sich ziehen sollte.

Es ist ein bisschen wie bei einer Suchterkrankung. Hier ist Abgrenzung ebenfalls entscheidend, um dem Kreislauf der Sucht zu entkommen und diesen nicht länger zu stabilisieren. **Klare Spielregeln sind dabei von großer Bedeutung; diese sollten auch dann konsequent eingehalten werden, wenn es vielleicht schwerfällt.** Nur so begreifen Betroffene nämlich, dass ihr Handeln Konsequenzen hat. Eventuell auch solche, die wirklich wehtun. Erst wenn die "Daumenschrauben" angezogen werden (in übertragenem Sinne), kann ein Umdenken ausgelöst werden;

ansonsten “füttert” man bei Zwangserkrankten immer wieder die zentralen Eckpunkte:

- Intensives Bedürfnis nach Sicherheit bzw. Absicherung
- Fehlendes Vertrauen in die eigenen Fähigkeiten/ die eigene Wahrnehmung
- Schamgefühl
- Meiden von Entscheidungen

Weiterhin ist es äußerst wünschenswert, dass die Angehörigen in eine Therapie einbezogen werden. Dies schafft einerseits Entlastung für sie, hilft beim Verstehen der Zwänge und Rituale und gibt ihnen andererseits die Möglichkeit, den Betroffenen wirklich zu unterstützen. Dies kann bereits ein Lob sein, wenn tatsächlich Kontrollen endlich reduziert werden oder Zwangsspiralen unterbrochen werden. Denn Angehörige merken es als erste, wenn sich im Zusammenleben wirklich etwas ändert und können diese Fortschritte umgehend positiv bestätigen.

Über die Autorin

Finja Winters beste Freundin leidet unter Zwangsgedanken und Zwangshandlungen. Sie hat es jahrelang vor Finja geheim halten können. Seitdem Finja es weiß, setzt sie sich intensiv mit diesem Thema auseinander und hat ihre Erkenntnisse in diesem Buch niedergeschrieben, um nicht nur ihrer Freundin, sondern auch vielen anderen helfen zu können.

Wenn Dir dieses Buch weitergeholfen hat, freut sich Finja über eine Rezension. Das hilft anderen betroffenen LeserInnen auf das Buch aufmerksam zu werden und den eigenen (Lebens-) Weg mit den Zwängen zu finden.

Über die Buchreihe „Erkennen & Verstehen“

Die Buchreihe „Erkennen & Verstehen“ ermöglicht es **jungen Autorinnen** ins Scheinwerferlicht zu treten.

Die Autorinnen beschäftigten sich alle - ursprünglich aus einem privaten Grund - mit einem Thema, das zu einer **Herzensangelegenheit** wurden.

Sie alle verbindet der Wunsch, ihr Thema in die Öffentlichkeit zu tragen – und BMmedia gibt ihnen die Chance dazu:

Weitere Bücher aus der Reihe „Erkennen & Verstehen“:

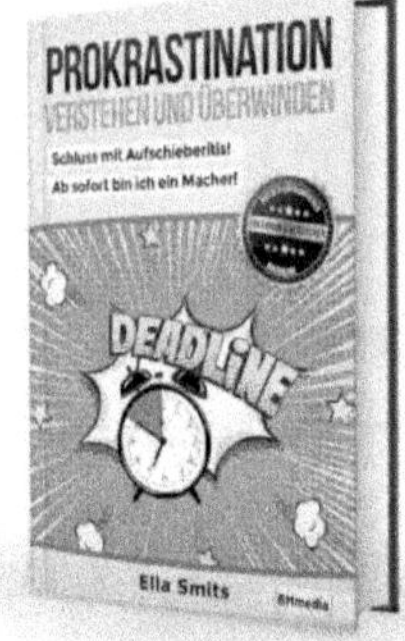

Prokrastination verstehen und überwinden – Schluss mit Aufschieberitis! An sofort bin ich ein Macher!

von Ella Smits

https://amzn.to/3ebVI8B

*

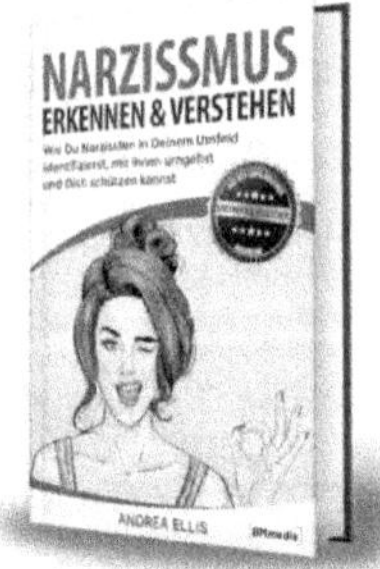

Narzissmus erkennen & verstehen – Wie Du Narzissten in Deinem Umfeld identifizierst, mit ihnen umgehst und Dich schützen kannst

von Andrea Ellis

https://amzn.to/2WUfzxZ

*

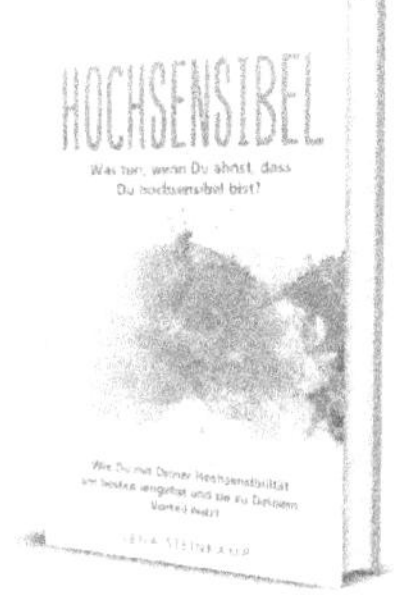

Hochsensibel – Was tun, wenn Du ahnst, dass Du hochsensibel bist? Wie Du mit Deiner Hochsensibilität am besten umgehst und sie zu Deinem Vorteil nutzt.

von Lena Steinkamp

https://amzn.to/2zZeJXQ

*

Hast Du auch ein Herzensthema, das Du in einem Buch verständlich aufbereiten möchtest? Dann melde dich unter media@britta-manthee.de

Hilfreiche Links

Interessante Internetseiten

- Artikel: Gesundheitsinformation.de: „Zwangsstörungen“ https://www.gesundheitsinformation.de/zwangsstoerungen.2683.de.html

- Allgemein: Neurologen und Psychiater im Netz: www.kinderpsychiater-im-netz.org

- Artikel: Psychiatrie Netz: „Zwangsstörungen“ https://www.psychiatrie.de/psychische-erkrankungen/zwangsstoerungen.html

- Artikel: Neuro24: „Zwangsneurosen" www.neuro24.de/zwangsneurosen.htm

- Artikel: Oberberg Kliniken: „Zwangsstörungen behandeln: Selbsthilfe & Therapiemöglichkeiten" https://www.oberbergkliniken.de/artikel/zwangsstoerungen-behandeln-selbsthilfe-therapiemoeglichkeiten

- Artikel: Klinik Friedenweiler: „Wie entsteht eine Zwangsstörung?" https://www.klinik-friedenweiler.de/blog/wie-entsteht-eine-zwangsstoerung/

- Artikel: Therapie.de: „Häufigkeit, Verlauf und Diagnose - Zwangsstörungen sind eher seltene psychische Erkrankungen" https://www.therapie.de/psyche/info/index/diagnose/zwang/verlauf-diagnose/

- Artikel: Onmeda.de: „Zwangsstörung: Beherrscht von der Angst" https://www.onmeda.de/krankheiten/zwangsstoerung.html

- Artikel: „Zwangsstörungen" von Hans Jörgen Grabe, Harald J. Freyberger https://www.karger.com/Article/PDF/62829

- Zur Neurobiologie der Zwangsstörung: https://www.researchgate.net/publication/225354719_Neurobiologie_der_Zwangsstorung

- Nervenarzt 2011 · 82:308–318 DOI 10.1007/s00115-010-2962-3 Online publiziert: 24. Februar 2011 © Springer-Verlag 2011 (http://www.zentrum-psychische-gesundheit.at/artikel/Psychotherapie%20Zwangsst%C3%B6rungen.pdf

- Europäische Kommission - CORDIS: „Glutamat und Insulinsignalgebung regen Zwangsstörungen an" https://cordis.europa.eu/article/id/170374-glutamate-and-insulin-signalling-drive-compulsive-behaviour/de

- ‚Mind the thought' - Sind Mindfulnessbasierte Strategien im Umgang mit Zwangsgedanken wirksam? Eine randomisierte kontrollierte Studie. Inauguraldissertation zur Erlangung der Doktorwürde der Universität zu Lübeck - aus der Medizinischen Fakultät - vorgelegt von Jan Hülle, München/ Lübeck 2010 (https://www.zhb.uni-luebeck.de/epubs/ediss993.pdf)

- Ausführlicher Zwangsfragebogen: www.dr-hartmann.de/index.php?id=30&no_cache=1&sword_list[]=fragebogen

Videos zum Thema:

- Video Kanal: „Zwänge verstehen & überwinden" von Dr. Willi Ecker https://www.youtube.com/channel/UCHZeE7Wa3NzOxo4h_inBIaA

- Video: stern TV Reportage: Hanka Rackwitz: schwieriger Alltag mit Zwangsstörungen, Waschzwang und Phobien https://www.youtube.com/watch?v=6nM

Utz4bghs

- Video: FUTUREMAG - ARTE: Die Behandlung von Zwangsstörungen https://www.youtube.com/watch?v=VVYekt-jnOM

- Video: Schön Klinik: Zwangsstörungen bei Jugendlichen - Therapie in der Schön Klinikhttps://www.youtube.com/watch?v=pTo890yrxCc

Quellen

- Unterlagen zum Thema Metakognitive Therapie bei Zwängen des Universitätsklinikums Hamburg-Eppendorf, Klinik für Psychiatrie und Psychotherapie, Arbeitsgruppe Klinische Neuropsychologie (Open Source, abrufbar unter: https://clinical-neuropsychology.de/metakognitives-training-bei-zwangsstoerungen/)

- Althaus, D.; Niedermeier, N.; Niescken, S. (2008): Zwangsstörungen. Wenn die Sucht nach Sicherheit zur Krankheit wird. München. https://amzn.to/2Wf7yn5 *

- Baer, L. (2010): Der Kobold im Kopf. Die Zähmung der Zwangsgedanken. Bern. https://amzn.to/2zozn3m *

- Benkert, O.; Lenzen-Schulte, M. (2004): Zwangskrankheiten.

Ursachen, Symptome, Therapien. München.
https://amzn.to/3chyOGO *

- Ecker, W. (1999): Die Krankheit des Zweifelns. Wege zur Überwindung von Zwangsgedanken und Zwangshandlungen. München.
https://amzn.to/2xLni7R *

- Ecker, W. (2016), Gast-Hrsg.: Verhaltenstherapie & Verhaltensmedizin - Themenheft: Neue Perspektiven in der Behandlung von Zwangsstörungen. 2016-3.

- Fricke, S.; Hand, I. (2013): Zwangsstörungen verstehen und bewältigen. Bonn.
https://amzn.to/3bbJkyh *

- Fricke, S.; Armour, K. (2016): Dem Zwang die rote Karte zeigen. Ein Ratgeber für Kinder, Jugendliche und ihre Eltern. BALANCE buch + medien verlag, 2. Auflage.

Hoffmann, N.; Hofmann, B. (2011): Wenn Zwänge das Leben einengen. Heidelberg. https://amzn.to/2zo7o42 *

- Lakatos, A.; Reinecker, H. (2007): Kognitive Verhaltenstherapie bei Zwangsstörungen. Ein Therapiemanual. Göttingen. https://amzn.to/2TwUqle *

- Mersdorf, E. (2014): Alles nur in meinem Kopf - Leben mit Obsessionen und Zwangsgedanken. BALANCE buch + medien verlag. https://amzn.to/3efSJa2 *

- Moritz, S. (2010): Erfolgreich gegen Zwangsstörungen. Metakognitives Training. Denkfallen erkennen und entschärfen. Heidelberg. https://amzn.to/2Tu8din *

- Nock, L. (2008): Das Krankheitsbild der Zwangsstörung aus Sicht der Klinischen Sozialarbeit. Berlin.

https://amzn.to/2AVdHMU *

- Oelkers, C.; Hautzinger, M.; Bleibel, M. (2007): Zwangsstörungen. Ein kognitiv-verhaltenstherapeutisches Behandlungsmanual. Weinheim.

- Reinecker, H. (2009): Zwangshandlungen und Zwangsgedanken. Göttingen. https://amzn.to/2LP22kS *

- Wewetzer, C. (2004): Zwänge bei Kindern und Jugendlichen. Göttingen.

* Die mit Sternchen (*) gekennzeichneten Links sind sogenannte Affiliate-Links. Wenn Du auf einen solchen Affiliate-Link klickst und über diesen Link einkaufst, bekomme ich von dem betreffenden Online-Shop oder Anbieter eine Provision. Für Dich verändert sich der Preis nicht – manchmal ermöglicht Dir der Link aber auch Zugang zu einem besseren Angebot. Wenn Du das nicht möchtest, ist das auch vollkommen in Ordnung!

Impressum

Angaben gemäß §5 TMG

Finja Winter wird repräsentiert durch:

Britta Manthée

Britta Manthée Media

Zur Zuckerfabrik 9

61169 Friedberg

Mail: media@britta-manthee.de

Web: www.britta-manthee.de

Umsatzsteuer

Umsatzsteuer-Identifikationsnummer gemäß §27 a Umsatzsteuergesetz:

DE327262527

Haftung für Inhalte

Alle Texte, Informationen und Hinweise stellen keine Beratung oder Empfehlung dar. Sie wurden aus bestem Wissen und Gewissen aus öffentlichen Quellen übernommen. Der Inhalt dieses Buches dient der Bildung und Veranschaulichung. Eine Haftung für Richtigkeit und Vollständigkeit kann nicht übernommen werden. Solltest Du den Informationen folgen, handelst Du eigenverantwortlich.

Als Diensteanbieter sind wir gemäß § 7 Abs.1 TMG für eigene Inhalte in diesem Buch nach den allgemeinen Gesetzen verantwortlich. Nach §§ 8 bis 10 TMG sind wir als Diensteanbieter

jedoch nicht verpflichtet, übermittelte oder gespeicherte fremde Informationen zu überwachen oder nach Umständen zu forschen, die auf eine rechtswidrige Tätigkeit hinweisen.
Verpflichtungen zur Entfernung oder Sperrung der Nutzung von Informationen nach den allgemeinen Gesetzen bleiben hiervon unberührt. Eine diesbezügliche Haftung ist jedoch erst ab dem Zeitpunkt der Kenntnis einer konkreten Rechtsverletzung möglich. Bei Bekanntwerden von entsprechenden Rechtsverletzungen werden wir diese Inhalte umgehend entfernen.

Haftung für Links

Unser Angebot enthält Links zu externen Websites Dritter, auf deren Inhalte wir keinen Einfluss haben.
Deshalb können wir für diese fremden Inhalte auch keine Gewähr übernehmen. Für die Inhalte der verlinkten Seiten ist stets der jeweilige Anbieter oder Betreiber der Seiten verantwortlich. Die verlinkten Seiten wurden zum Zeitpunkt der Verlinkung auf mögliche Rechtsverstöße überprüft. Rechtswidrige Inhalte waren zum Zeitpunkt der Verlinkung nicht erkennbar.
Eine permanente inhaltliche Kontrolle der verlinkten Seiten ist jedoch ohne konkrete Anhaltspunkte einer Rechtsverletzung nicht zumutbar. Bei Bekanntwerden von Rechtsverletzungen werden wir derartige Links umgehend entfernen.

Urheberrecht

Die durch den Autor erstellten Inhalte und Werke in diesem Buch unterliegen dem deutschen Urheberrecht. Die Vervielfältigung, Bearbeitung, Verbreitung und jede Art der Verwertung außerhalb der Grenzen des Urheberrechtes bedürfen der schriftlichen

Zustimmung des jeweiligen Autors bzw. Erstellers.

Soweit die Inhalte in diesem Buch nicht vom Betreiber erstellt wurden, werden die Urheberrechte Dritter beachtet. Insbesondere werden Inhalte Dritter als solche gekennzeichnet. Sollten Sie trotzdem auf eine Urheberrechtsverletzung aufmerksam werden, bitten wir um einen entsprechenden Hinweis. Bei Bekanntwerden von Rechtsverletzungen werden wir derartige Inhalte umgehend entfernen.

Fotos und Illustrationen von www.shutterstock.com

www.ingramcontent.com/pod-product-compliance
Lightning Source LLC
LaVergne TN
LVHW021941220826
846092LV00010B/1200

9798649790307